Ink Publish creates activity books for everyone who wants to relax and unwind their mind. We all know that life these days are filled with unknowns and stressful moments. Science will tell that doing activities like word searches and other games helps with boosting brain activity and great for help with memory loss. Fitness for your brain! That's right! Keeping that in mind these word search puzzles will keep your brain stimulated with fun words that will add to your ever growing vocabulary while enhancing your brain activity.

If you are interested in more activities books like this one please stop by my KDP site and have a look.

In the meantime, Have FUN!!

Published in the United States of America.

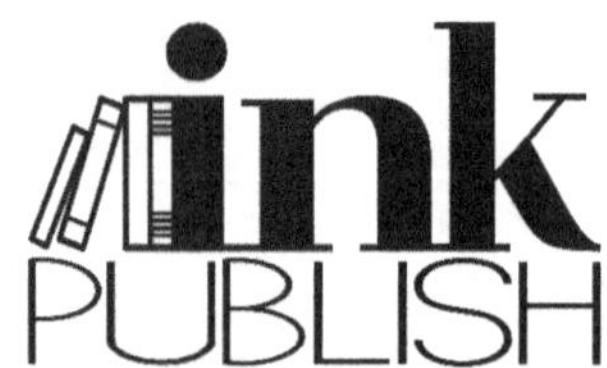

Assorted Words 1

V D R A I N E D M K P A Q X H
O I O P S N O T O H P P U S G
D S N O N R E F I L L A B L E
I C S T Q Q B R O W B E A T O
V O H H V A G A B O N D E D N
E M O R B U D E C L I N E J S
R F R E E B E E P K S Q S B C
S O T S B U R G E R S F I U A
I R C H O M R S Z K O I N S M
F T U O J E T A L O S I D C P
I I T L G W S D N E P M I E E
E N S D G K J W L E V E L P S
S G R E S T I V E W E A N W T
U D E D N U O P M I J K R C Y
O M X S Z Q U E N C H I N G I

BACKSIDES

BROWBEAT

BURGERS

CAMPEST

DECLINE

DISCOMFORTING

DIVERSIFIES

DRAINED

FREEBEE

GRAVELS

IMPENDS

IMPOUNDED

ISOLATE

LEVEL

NONREFILLABLE

PHOTONS

QUENCHING

RESTIVE

SHORTCUT

SHORTCUTS

THRESHOLD

VAGABONDED

Assorted Words 2

```
U  E  Y  Y  G  N  I  R  E  H  T  R  U  F  E
V  P  U  L  M  O  N  A  R  Y  C  L  J  O  I
A  H  V  Q  Z  S  S  E  N  T  F  O  S  Q  H
S  C  H  O  L  E  R  I  C  C  E  U  O  S  L
F  T  C  B  X  H  B  I  S  U  P  J  O  O  C
F  S  I  E  W  N  O  I  T  A  T  O  L  F  R
I  A  Y  B  L  A  T  O  T  E  E  T  Y  T  O
W  E  N  A  B  E  I  W  D  Z  Y  D  M  E  I
Q  H  U  S  L  A  R  S  W  E  K  U  I  N  S
M  E  I  T  N  E  R  A  T  R  D  K  C  I  S
D  E  T  C  E  J  B  O  T  S  E  M  R  N  A
N  G  C  O  N  T  R  I  V  E  S  B  I  G  N
N  T  I  N  G  E  D  L  A  N  D  S  M  B  T
N  O  I  T  A  Z  I  N  O  I  L  X  P  A  S
U  N  I  T  I  E  S  I  S  O  H  R  R  I  C
```

ACCELERATED	FLOTATION	RABBITS
BELAYS	FURTHERING	SOFTENING
CAMBER	HOODED	SOFTNESS
CHOLERIC	IDEAS	TEETOTAL
CIRRHOSIS	IONIZATION	TINGED
CONTRIVES	LANDS	UNITIES
CRIMP	OBJECTED	WAISTS
CROISSANTS	PULMONARY	

Assorted Words 3

```
L D E T N E M E V A P Z F H H
O V Y L P P I T T E D K R U C
R N G N I R E H T O M S H N H
A O S O C T D E D R O W E C E
C D O A K O D R I B L E T H C
E X E O E G N I B B A D O B K
C R E L L U R C S N M G R A E
O X I D I Z E S E C R R I C D
U N E L K A G M W S O M C K S
R V Q J H Q M V F C S R S E B
S B S R A L I M I S S I D D B
E L O O K A L I K E L X O E L
S T E P I S E N A F O R P N D
A C I T S I S S I C R A N C L
F G N I G G O R F P A E L N O
```

CHECKED	HUNCHBACKED	PITTED
CONCESSION	KHAKIS	PROFANES
CRULLER	LEAPFROGGING	RACECOURSES
DABBING	LOOKALIKE	RHETORIC
DISCORDED	MAILED	SMOTHERING
DISSIMILARS	NARCISSISTIC	WORDED
DRIBLET	OXIDIZES	
ETHER	PAVEMENTED	

Assorted Words 4

```
V G J D P G R E L U C T A N T
S R O F I G U R E S T P M E T
I W D C N S N I O S N M D S M
M C F E R R E D L U L O M L A
P O E C L I V M G E N W S O D
U N M L D T N Y B V Y D A A Z
T C I I I E T N A O S E U H M
A U N Q P N R O O L W Z P P S
T R I U N V A A M V Y E N O M
I R S O S Z W P W O A X L W X
O E M R A R G U M E N T S E G
N D R O C K E T S A B R I N D
S S P U O L A T N A C A X N Q
S S I N D E C O R O U S I E G
U C X K C A T A L Y S T S Q W
```

ARGUMENT	EXTRAS	MASONS
BEWARED	FEMINISM	MONEY
CAMPANILE	FIGURES	MOTTLED
CANTALOUPS	GUILE	RELUCTANT
CATALYSTS	IMPUTATIONS	ROCKETS
CONCURRED	INDECOROUS	ROUNDUP
DISEMBOWELED	INNOVATING	SHAWLS
ERRED	LIQUOR	TEMPTS

Assorted Words 5

```
N  P  D  P  S  Y  O  V  N  O  C  W  U  W  B
M  S  R  E  N  I  L  D  R  A  H  H  H  R  K
U  B  C  S  R  K  Z  C  H  G  T  H  R  O  B
S  E  L  G  R  E  I  H  T  P  N  V  P  S  F
S  M  V  O  K  E  V  A  Q  L  P  I  B  F  O
E  E  B  R  O  W  N  I  E  S  Q  C  X  T  Y
D  T  H  G  D  D  S  N  L  Z  T  D  K  E  P
P  E  J  S  G  E  M  E  U  E  N  R  O  X  H
O  R  K  K  I  A  T  O  H  R  D  R  A  A  S
X  I  G  S  S  L  B  O  B  C  T  C  O  E  G
B  N  D  G  L  N  L  A  G  I  R  N  S  M  H
B  G  G  V  F  L  G  E  E  I  L  I  O  N  C
P  E  S  O  P  M  I  I  B  T  B  E  M  R  X
S  T  E  S  S  A  Q  K  E  M  R  A  S  S  F
R  J  S  T  S  I  L  A  I  R  E  P  M  I  V
```

ASSETS	FRONTRUNNERS	MUSSED
BIGOTED	HARDLINERS	REIGNS
BLOODMOBILES	HEARTS	SMIRCHES
BROWNIES	HEXING	TEABAG
CHAIN	IMPERIALISTS	THROB
CONVOYS	IMPOSE	
DELIVERED	KILLS	
EMBELLISHES	METERING	

Assorted Words 6

```
C A R C I N O M A T A E M K M
T P S H P G N I T E K C O P I
H G R E I R E E H C R W R P M
E D N E L L S J M S R X K I I
A V U N Z B C D D S W C K G C
L O M S P U A H E E D O E Y K
T U S L B C B K I N L R L I E
H D K A J K B Q A E E T A S D
F S U V G S A T R E V D A U J
U T L E I A R G D B R P L S G
L R L S L W D H U F B B B O T
N E S Z F L A N N E L L E D V
E T Z G S N I A D R O E R O F
S C H O O J G N I H C O O M I
S H J N U T M E G G E D W A O
```

ADVERT	ENSLAVES	NUTMEGGED
BREAKABLES	FLANNELLED	OLDENED
BUCKSAW	FOREORDAINS	POCKETING
CARCINOMATA	GUARDSMEN	SCABBARD
CHEERIER	HEALTHFULNESS	SLOWS
CIRCA	MIMICKED	STRETCH
DELTAS	MOOCHING	
DUELLING	NUMSKULLS	

Assorted Words 7

```
P O L Y P H O N I C S S D F Q
Y P H I N I T I A T E S E H T
B P D Y G N I S S I M S I D Y
A Z G S B P U N I S H M E N T
P J V M A N I F O L D S H J U
H H G N I N I O L R U P T F O
B U D G E R I G A R S F Q E K
H H C H O R E O G R A P H I C
R E T B J K G C S K Y I N G P
E C K N O U S P O L E V E D O
T Z A A I L I H P O M E H Z K
R I O T E R Y P Q S K E Z P E
E Q S E T A P I T S N O C G Y
A M O B S E R V E R K R U B Y
T K M A N H A N D L I N G T L
```

BUDGERIGARS	INITIATES	RETREAT
CHOREOGRAPHIC	MANHANDLING	RIOTER
CONSTIPATES	MANIFOLDS	SKYING
COOKOUT	OBSERVER	
DEVELOPS	POKEY	
DISMISSING	POLYPHONIC	
FUNNY	PUNISHMENT	
HEMOPHILIA	PURLOINING	

Assorted Words 8

```
A  P  J  A  E  V  E  R  Y  B  O  D  Y  H  S
X  P  W  Y  L  L  B  R  A  S  S  I  E  S  T
R  E  B  B  R  S  E  S  U  S  I  M  W  B  A
U  N  E  X  T  R  E  M  I  S  T  M  E  J  L
E  C  N  I  G  H  T  L  Y  O  T  I  T  C  L
F  H  C  J  Z  P  E  L  T  E  D  N  N  H  E
U  A  A  D  V  E  R  T  I  S  E  G  E  E  D
L  N  Y  F  I  L  P  M  I  S  A  T  S  C  Y
I  T  O  M  E  N  H  A  D  E  N  C  S  K  Q
V  S  N  I  T  A  S  F  D  S  K  N  I  R  D
A  O  N  T  S  E  F  E  I  R  B  E  E  O  D
I  G  N  I  P  M  U  R  E  G  N  A  E  O  U
N  D  C  A  N  D  L  E  L  I  G  H  T  M  H
E  Z  E  Y  N  O  I  T  A  I  D  A  R  R  I
R  N  D  E  M  A  R  G  O  R  P  E  D  T  Q
```

ADVERTISE	DIMMING	PELTED
ANGER	DRINKS	PENCHANTS
BRASSIEST	EVERYBODY	RUEFUL
BRIEFEST	EXTREMIST	SATINS
CANDLELIGHT	IRRADIATION	SIMPLIFY
CASTLES	MENHADEN	STALLED
CHECKROOM	MISUSE	UMPING
DEPROGRAMED	NIGHTLY	VAINER

Assorted Words 9

```
U K D S E S U O H R E W O P J
T R J S H D W S J S G A H S U
W D R I F T I N G N I K C I N
F H Y B J P H A L L U S B I C
G N I M A R G O R P E D M R A
X D E V O T E E G I D Q E G N
S I Y A S G M T D N S B D N N
U S A P X E N E A E I T I B I
C P K A G C L I M B C S A P L
C E H T L U J A L O E N S C Y
E L M L S P M A D G R D U I H
S L S E I K C A T H N I O O H
S I M M O B I L I Z E A A W J
O N X R E F L E C T S R D L I
R G D D P E R S U A S I O N S
```

CLIMB	DISPELLING	PERSUASIONS
DALES	DRIFTING	PHALLUS
DAMPS	HISSING	POWERHOUSES
DANGLING	IMMOBILIZE	REFLECTS
DEBATER	JOUNCED	SHAGS
DEPROGRAMING	MEDIAS	SUCCESSOR
DEVOTEE	MEMORIALS	TACKIES
DIARIST	NICKING	UNCANNILY

Assorted Words 10

```
V  C  O  M  E  D  I  A  N  S  N  L  I  K  O
S  Q  R  R  U  T  A  M  I  R  P  M  I  L  V
O  S  E  L  U  N  A  R  G  M  D  Q  N  N  E
U  G  N  I  M  A  E  R  C  D  J  E  F  E  R
R  L  H  E  Y  S  A  W  O  H  Z  Y  K  T  S
P  A  M  U  K  L  T  V  H  B  E  O  H  H  U
U  C  T  F  H  C  S  O  J  Y  O  W  Y  E  P
S  U  N  W  G  A  I  U  H  A  I  R  S  R  P
S  N  K  L  Q  P  U  S  O  S  A  O  R  M  L
B  A  T  T  E  N  I  N  G  M  U  Q  N  O  Y
R  E  T  A  I  N  E  R  C  F  R  J  V  S  C
O  S  E  T  A  M  P  L  E  H  M  O  P  T  U
O  T  R  S  D  R  A  O  B  Y  E  K  N  V  J
F  X  S  L  A  I  R  O  M  E  M  S  Q  E  M
S  H  I  R  K  I  N  G  Y  L  I  D  W  A  B
```

BATTENING	HAUNCHES	OVERSUPPLY
BAWDILY	HELPMATES	RETAINER
COMEDIANS	IMPRIMATUR	ROOFS
CORROBORATE	KEYBOARDS	SHIRKING
CREAMING	KILNS	SHOTS
ENORMOUSLY	LACUNA	SICKENS
GRANULES	MEMORIALS	SOURPUSS
HAIRS	NETHERMOST	

Assorted Words 11

```
Z  L  J  Q  N  L  L  I  R  G  C  T  C  B  M
M  M  A  S  Q  U  E  R  A  D  E  R  Y  L  R
A  S  Y  N  C  H  R  O  N  O  U  S  N  E  E
U  O  D  U  P  M  W  A  R  S  O  N  I  S  T
G  S  R  E  T  U  O  H  Y  W  S  V  C  S  A
R  N  D  S  D  L  O  H  E  E  R  F  I  E  R
F  F  I  E  A  R  O  L  F  U  T  L  S  D  D
A  X  K  T  T  J  O  E  Z  X  N  J  M  N  S
O  L  V  P  A  A  H  F  S  N  O  I  G  E  L
G  N  I  Y  F  I  L  A  U  Q  S  I  D  S  M
S  L  L  E  T  E  R  U  A  X  I  S  Q  S  F
S  N  I  X  O  T  X  O  C  I  B  O  H  P  O
K  P  E  N  G  U  I  N  C  A  J  C  D  Y  H
G  N  I  G  A  S  S  A  M  X  J  P  O  R  C
J  A  H  Y  E  X  T  R  E  M  E  E  E  Z  P
```

ARSONIST	FLORAE	PENGUIN
ASYNCHRONOUS	FORDED	PHOBIC
BLESSEDNESS	FREEHOLDS	RETARDS
CYNICISM	GRILL	RETELLS
DISQUALIFYING	LEGIONS	TOXINS
EJACULATED	MASQUERADER	
EXCORIATING	MASSAGING	
EXTREME	OUTERS	

Assorted Words 12

```
V  I  G  I  L  S  P  A  L  P  A  T  I  O  N
Z  Y  E  N  M  T  N  E  I  C  S  E  R  P  R
S  E  N  I  L  T  S  A  O  C  G  R  R  C  Q
O  N  E  G  O  R  D  Y  H  T  R  A  E  H  K
S  S  E  C  O  N  D  I  T  I  O  N  I  N  G
S  M  R  I  F  F  A  O  G  I  N  S  E  N  G
R  C  J  Q  L  P  O  R  T  R  A  Y  A  L  S
E  L  C  A  N  N  I  B  A  L  I  S  M  B  I
T  A  N  G  L  E  D  Y  N  Y  G  O  S  I  M
H  O  I  U  T  S  O  L  L  I  D  A  M  R  A
K  E  M  S  E  D  E  C  C  A  W  S  B  A  G
M  E  A  N  I  N  G  S  L  C  M  M  P  V  E
M  U  R  D  E  R  E  R  S  C  A  T  T  E  R
G  J  Y  N  Y  J  S  T  N  A  D  N  O  F  Y
H  I  F  D  I  N  E  R  E  R  E  E  H  S  R
```

ACCEDES	GAINS	MURDERERS
AFFIRMS	GINSENG	PALPATION
ARMADILLOS	HEADY	PORTRAYALS
CANNIBALISM	HEARTH	PRESCIENT
COASTLINES	HYDROGEN	SCATTER
CONDITIONING	IMAGERY	SHEERER
DINER	MEANINGS	TANGLED
FONDANTS	MISOGYNY	VIGILS

Assorted Words 13

```
R E P E T I T I O N K W E T G
D E I L L A D Y L L I D L M T
E P S S A N D P A P E R V C Q
X G W S T N A C S E D T E Y K
S E G R A B R S U C C U M B V
G R A T E R S E O C C A B O T
E M M S U V K S I L E B O D O
S I I S U P S I N K H O L E C
C N J E R H N S T U O K O O C
R A K N E S T I N G L O X R U
A L E G I T I M I Z E D H U R
P P J Q S H R U G N I T L A S
E R U T I N E G O M I R P O Y
R Y E G J C A D J U S T E R S
D E T E M M U L P X L C G H T
```

ADJUSTERS	INPUT	SALTING
BARGES	LEGITIMIZED	SANDPAPER
COOKOUTS	NESTING	SCRAPER
DESCANTS	OBELISK	SHRUG
DILLYDALLIED	OCCURS	SINKHOLE
GERMINAL	PLUMMETED	SUCCUMB
GRATERS	PRIMOGENITURE	TOBACCO
HOOKIER	REPETITION	

Assorted Words 14

```
P  R  S  T  V  R  P  Y  T  I  N  U  M  M  I
N  P  M  J  S  D  E  R  B  N  I  D  T  G  A
W  H  Z  E  Z  I  N  R  E  T  A  R  F  U  F
S  T  F  A  R  D  S  U  F  F  U  S  I  O  N
N  Y  M  F  R  E  E  L  O  A  D  E  D  Q  M
I  Y  L  E  T  A  R  U  D  B  O  V  G  B  I
G  P  J  P  M  D  M  R  P  M  G  Z  R  Z  N
H  H  O  O  W  B  U  Y  E  Y  Q  O  V  T  I
T  D  C  B  U  S  E  D  A  F  H  I  F  Q  S
C  S  T  N  I  O  P  R  E  T  N  U  O  C  T
A  D  N  D  U  F  C  E  S  S  P  O  O  L  E
P  Z  N  P  T  R  U  C  K  I  N  G  C  G  R
S  Y  G  N  I  H  C  A  O  R  C  N  E  O  I
O  I  R  Q  B  M  O  C  Y  E  N  O  H  W  A
Q  L  A  T  A  M  O  H  P  M  Y  L  B  T  L
```

CESSPOOL	FRATERNIZE	NIGHTCAPS
CONFERRER	FREELOADED	OBDURATELY
COUNTERPOINTS	HONEYCOMB	SUFFUSION
CRUNCH	IMMUNITY	TRUCKING
DRAFTS	INBREDS	
ENCROACHING	LYMPHOMATA	
FADES	MEMBER	
FOGBOUND	MINISTERIAL	

Assorted Words 15

```
E  G  P  V  L  V  O  N  I  O  N  S  O  T  O
P  B  O  Y  D  S  E  I  F  I  T  N  A  U  Q
O  D  E  T  T  E  L  F  A  E  L  W  B  M  S
H  M  A  L  L  I  N  G  E  G  W  V  I  E  P
L  D  T  I  D  I  N  E  S  S  N  C  D  V  I
E  B  P  T  J  S  J  P  T  L  W  I  B  F  K
G  U  R  U  S  E  T  Y  P  R  B  E  V  O  I
I  S  I  H  N  E  D  E  R  U  A  L  L  A  E
T  E  B  S  D  T  F  X  R  E  Q  E  V  L  R
I  S  D  U  N  Q  S  F  H  A  N  C  H  I  X
M  S  K  G  R  E  T  R  U  C  N  T  J  N  Y
I  I  G  P  W  E  D  E  C  R  Y  I  N  G  O
Z  M  Y  Q  L  Y  H  A  U  N  G  O  M  I  R
E  J  G  A  N  E  A  C  E  D  P  N  U  N  V
D  Y  Z  H  B  O  V  P  I  D  D  L  I  N  G
```

BUSES	HEARTENED	QUANTIFIES
CHERUBS	LEAFLETTED	RAVING
CURTER	LEGITIMIZED	SPIKIER
DEADENS	MALLING	TIDINESS
DECRYING	MINARETS	VINTNER
ELECTION	ONIONS	
FOALING	PIDDLING	
GRUFFEST	PUNTS	

Assorted Words 16

Q D E D U X E A G K A S R C C
J E G R I Z Z L I E R N E O U
Y L E V I S N E T N I O P M L
A K A S O M B R E B A W U P P
D E U Q I T N A W O W B D A E
V S G S C X N R R A B O I N N
A C U P O L A E D R C A A I I
N H S Z O E O P M D E R T O C
C M T A R Q M X E R X D I N I
E O E K L U F V V O E S N A L
V O S J D O G W O O D T G B L
A Z T E O T Y L E M A T T L I
S E B J D A G N I S L U P E N
T S S E N I L L I H C O V Y B
S Z S D D E B A U C H E R Y S

ADVANCE	CUPOLAED	PULSING
ANTIQUED	DEBAUCHERY	QUOTA
AUGUSTEST	DISBARRED	REPUDIATING
BETTERMENT	DOGWOOD	SCHMOOZE
BIDES	EXUDED	SNOWBOARDS
BOARDROOMS	GRIZZLIER	SOMBRE
CHILLINESS	INTENSIVELY	TAMELY
COMPANIONABLE	PENICILLIN	VASTS

Assorted Words 17

```
X J W G N I T A I T A R G N I
D D G U T F C O W J O F A R Y
S N E D A O R B Q I U A M A V
G E D T I L P M L K L M O W P
P P R E U N O K I D V I B J R
N H D U L M C T C Z U L N O E
A S P N T E Z O T A Z Y E G S
R A R M A N C E N E R E W C T
W B O O K L E T V G R C N U U
H C H U D E D V I I R I H S D
A C L F Z N Y I D V S U E R Y
L G V O I G O H M A E E I S I
S S H A M R O C K S P S H T H
D P I H S N A M E S R O H D Y
X S C W G N I Z I G O L O P A
```

ADHESIVE	FAMILY	MUTED
ADVENTURES	HORSEMANSHIP	NARWHALS
APOLOGIZING	INCONGRUITY	RESTUDY
BOOKLET	INGRATIATING	SHAMROCKS
BROADENS	JUMBOS	WILING
CONDORS	LOTTERIES	
CRACKPOT	MIDLAND	
ELECTIVES	MIZZENS	

Assorted Words 18

```
Y M J F S E I R C I M I M Q G
N O H T G Y N W O G T H G I N
G U I S S S E V A L C N E M W
E N N G C E E M C V E X E S J
M T I O Z A I T E Y L K E E W
P E H R I A V K I D N A P E R
H B E E I T N E A S D J J B L
A A X E S T R E N N P L Y J T
S N T V W E T O A G S M E E W
I K R A A N V A B R I G A D E
Z Q U L L T F O T A I N A C E
I M S U N I S R L A I N G U T
N E I A U O E O E C A T G Y E
G S O T T N Q Y R P S Y N D N
M Z N E S E I C N I A T P A C
```

ANTIABORTION
ATTENTION
ATTIRING
BRIGADE
CAMPSITES
CAPTAINCIES
EMPHASIZING
ENCLAVES

EXTRUSION
KIDNAPER
LOVES
MEDDLE
MIMICRIES
MOUNTEBANK
NEARING
NIGHTGOWN

REEVALUATE
SCAVENGING
SNAKIEST
TWEET
VEXES
WALNUTS
WEEKLY

Assorted Words 19

```
Z N Y L S U O N O S I O P S T
B S E I R O T A G R U P E Y D
S T N E R A P D N A R G D P G
C O T T O N M O U T H S D H G
P I N S T R U M E N T A L O S
N G U R I M P E A C H M E N T
D I N S E N A V A B C F D E R
S E R I E K A W A O Q N M D E
T T C E C S S T E R A N I M C
Y O I N C A S A N D I N G M U
M I I D A Y R E N E R R A B R
Y L J M P T L G Y R I I Q R R
I E D W K X S G V O Y A G E I
N R T J A Y G I F F E K A F N
G S F O R E B O D E D I X L G
```

AWAKE	GRACING	RECURRING
BARRENER	GRANDPARENTS	SANDING
BORDER	IMPEACHMENT	STYMYING
COTTONMOUTHS	INSTRUMENTAL	SYPHONED
DISTANCED	MINARETS	TOILERS
EFFIGY	PEDDLED	VANES
FOREBODE	POISONOUSLY	VOYAGE
GLYCERIN	PURGATORIES	

Assorted Words 20

```
V S U J L W Y F F I J G T X T
M P U G L Y C E R I N Y L W H
H I C F J J H L N J U S B A B
W D B V I J H O H I K V B J R
D E R E T U E N J C R E Y A G
J R S R E F A S N U N O R K N
A V S R O T A R E T I U U I A
V K A G F I D E B I T C A L J
Q B G T P E G H N O D A E T F
I M P O R T I N G I T E B R S
Y L E V I T I N I F E D M L S
C G A N E U T R A L I Z E O E
X U M A D D E N E D L E N S C
E D U S T S I T A M G O D P P
L U M B E R M E N M P Q B V Q
```

BOLLING	GLYCERIN	NEUTRALIZE
COMEDIES	IMPORTING	SPIDER
DEBIT	ITERATORS	STAUNCH
DEFINITIVELY	JIFFY	TABLE
DOGMATISTS	JUICERS	UNSAFER
FELONS	LUMBERMEN	
FLUORINE	MADDENED	
GAYER	NEUTERED	

Assorted Words 21

```
F V V L Z A P S C A R V I N G
I G L E A M I N G S D O Q O A
N O I T A R O B A L L O C C E
I S N C N R Q C I S H U R T X
S D A O L E S A C R R Y D E C
H T R F I O M O O B A K C T A
E S A E R T T H F W N X O T V
S G E E H I A H S E J Z R E A
E R N M M P A R I I H B N S T
L E D I U E A H I E D E F Z I
G T C I K S C R C P R N L A N
J A H K W R E N G M S Z A E G
N K B M J Q O R I O R R K L T
L E G E A G T F P M I A E Y B
G N I N I A T N U O F B S P D
```

ADORE	CORNFLAKES	OCTETTES
ARMCHAIR	EXCAVATING	PERSPIRATION
BIOGRAPHER	FINISHES	PRESUMES
BLANDISHMENT	FORKING	RETAKEN
CARVING	FOUNTAINING	
CASELOADS	GLEAMINGS	
CLOTHIER	KABOOM	
COLLABORATION	MINCEMEAT	

Assorted Words 22

```
G  S  S  J  D  Y  D  I  A  M  E  S  R  U  N
K  T  R  U  B  G  L  H  N  O  I  L  L  I  P
I  S  N  E  S  S  E  T  A  C  I  L  E  D  Y
M  S  B  E  P  T  D  N  H  N  Y  E  A  H  S
P  K  A  E  D  A  B  K  B  G  D  Y  R  C  X
L  R  C  W  W  I  T  N  U  J  I  C  M  F  W
Y  E  K  A  A  I  C  O  L  I  N  N  A  S  H
O  A  B  S  J  D  L  N  L  F  L  I  R  R  I
V  D  I  S  E  E  T  D  I  V  T  N  K  R  T
E  I  T  A  U  L  L  I  E  O  F  A  S  T  S
R  E  E  S  N  M  I  P  R  R  C  L  I  D  J
D  R  S  S  P  U  M  E  P  E  I  U  I  R  B
O  G  N  I  L  Z  Z  U  N  A  K  N  B  U  M
S  S  R  N  Y  X  A  W  R  A  E  B  G  U  B
E  J  N  T  F  A  R  C  R  E  V  O  H  D  W
```

APPLEJACK	EARMARKS	OVERDOSE
ASSASSIN	FASTS	PILLION
BACKBITES	HANDCART	READIER
BEWILDERING	HOVERCRAFT	SPUME
BUGBEAR	IMPLY	TAPERS
BULLIER	NIGHTLY	WHITS
COINCIDENT	NURSEMAID	YEAHS
DELICATESSENS	NUZZLING	

Assorted Words 23

```
K T K K C S Y F L O S S L G Q
S Z U B J G N I N O D N A B A
V A P C L U L E W J I Y L P S
T J X N K E F N S W N Y B U K
H N H W B S N D W H B R U B E
Q O E O G R A C C W O J M E W
G S L M O L E H H F U O S S R
S N E I E A R L A E N U T C S
P E I T D G A C N R D R O E H
E F R M A A N P T M I N R N A
A K O A A N Y A E E N A K C M
R S G X N H O E R N G L S E B
S Y G L G S S T D T S E M A L
F R U C T I F Y E K S S C Q E
N Y F F S C S T I D E E E K S
```

ABANDONING	ESTRANGEMENT	LAMEST
ALBUMS	FERMENT	PUBESCENCE
ASKEW	FIEND	SHAMBLES
BLENCHED	FLOSS	SHAMING
CARGO	FRUCTIFY	SNARES
CHANTER	HOLIDAYED	SPEARS
DETONATES	INBOUNDING	STORKS
EDITS	JOURNALESE	TUCKS

Assorted Words 24

```
V D O M I S S I L A R E N E G
V W L L R L S Y L I Z A R D S
X F R A D A D E T E R C X E Z
L V Q D C B B M N P N O W I W
A C J B E I S S U E R I V I L
N D H T X S T R I N S I P P W
T U M W W F I S E D I O O O H
I V R I A C L T U T J T L R G
P F O T R L K A S O E Q I C S
O K U C M A C J T A C D B O N
D G G H I N B O A I H A R M N
E Q H E N G J L I R R C A G I
S I L D G O O S E D R O B L G
V D Y P C R A V E N F E N I P
S R O T A R E B I L A V D S F
```

ACOUSTICAL	DISBAR	OPINE
ADMIRABLE	EXCRETED	PRIORS
ANTIPODES	FLATIRONS	ROUGHLY
CHASTISED	GENERALISSIMO	TWITCHED
CLANGOR	JARRED	WARMING
CLOSENESS	LIBERATORS	
CRAVEN	LIZARDS	
DETERS	MUNITION	

Assorted Words 25

```
V A F X W T S I L A V I V E R
I Y E A O Y H T R O W E T O N
O Q R T R E G I S T E R E D L
L N U E A T S E V E I H T I D
A I H C T R H D V C J F T G I
S N Z N O S E E I C U A P I V
A S E D E L P N S A K R U T E
C T O M E Q L M E T L M D A R
R I M G R N B O U G H S D L S
I T G S N E I P C D E Q I I I
F U N O Y A M M Z A A D N Z F
I T R B L X T I N S T P G E I
C E H X W O U N D E D I O S E
E S L A T N E D I C N I O R S
R U S T L I N G E J T C K N G
```

BOUGHS	FARMS	REGISTERED
COLLOCATION	FARTHEST	REVIVALIST
DEGENERATE	GEOLOGIC	RUSTLING
DENIM	INCIDENTALS	SACRIFICE
DIALS	INSTITUTES	TANGOS
DIGITALIZES	MERMEN	THIEVES
DIVERSIFIES	NOTEWORTHY	VIOLA
DUMPSTER	PUDDING	WOUNDED

Puzzle #26

Assorted Words 26

```
N Q A U L A D D E R S V U X I
B O V O R R H E S T R I P T X
H A I S L O S O H E W P B F T
T Q A S K B L S M C H N O Q J
O H S I U I A L E E A C D R I
B W G R S R U G E N L M T N M
S X X I E E T L N C E I O A P
O T M A N N H X O I N S E T P
L D C U V T O T E C L A L S S
E F H N Y G R C S B O F H A T
S M O K E R I O L E F T F C F
C Y K C U M Z F F A A B O U Z
E E J N L X I N T N F N N R R
N L A B U R N U M S B G A X P
T D E O D B G N I T T E S N O
```

ANAESTHESIA
AUTHORIZING
CHANCELLOR
EXTRUSION
FALCONERS
FALSENESS
FORTNIGHT
GIFTS

HOMELIEST
LABURNUMS
LADDERS
MUCKY
OBSOLESCENT
ONSETTING
PATCHES
PROTOCOL

RUFFLING
SMOKER
STOMACHED
STRIPT

Assorted Words 27

```
S  T  N  E  I  C  I  F  F  E  C  B  A  Y  K
F  R  D  J  M  L  H  A  N  D  L  E  B  A  R
O  P  I  D  E  R  R  U  C  E  R  I  H  M  A
R  U  B  A  M  A  N  T  I  S  S  A  O  M  G
A  M  N  L  F  E  U  S  M  U  W  C  R  E  E
Y  U  I  O  A  P  T  Y  E  A  D  J  R  R  S
I  L  M  F  I  N  I  E  L  S  P  Z  E  I  M
N  N  E  E  N  T  D  N  D  B  E  A  N  N  X
G  G  V  H  C  K  O  I  G  T  A  C  T  G  K
D  L  N  F  T  H  U  M  S  R  H  U  O  H  H
S  G  N  I  L  I  A  F  M  H  O  G  Q  I  Y
C  F  F  B  R  C  L  N  Z  O  M  W  U  E  D
P  K  X  I  U  O  C  B  I  Y  C  E  N  O  B
I  W  J  R  J  G  G  J  P  C  T  Y  N  K  N
S  E  Z  I  L  A  I  R  O  T  I  D  E  T  F
```

ABHORRENT	EQUABLY	MECHANIC
APATHY	FAILINGS	METED
BLANDISHMENT	FAIRS	NOUGHT
BLITHELY	FORAYING	RAGES
COMMOTION	GORING	RECURRED
DIOCESES	HANDLEBAR	YAMMERING
EDITORIALIZES	INGROWN	
EFFICIENTS	MANTISSA	

Assorted Words 28

```
R  Z  B  P  S  P  E  L  O  H  T  O  N  K  D
D  U  U  R  R  U  S  R  E  L  E  A  R  N  T
Y  E  P  T  O  E  O  Y  A  L  P  S  I  M  F
F  L  N  E  G  N  I  R  E  W  S  N  A  A  R
H  G  S  Q  Z  N  T  P  O  D  R  V  A  N  E
Y  S  N  U  F  B  I  O  M  M  U  E  L  U  E
C  L  W  I  O  R  U  T  S  A  A  R  F  S  W
M  Y  L  P  N  I  M  L  S  A  C  W  P  C  H
O  P  V  A  Q  I  R  O  K  A  U  F  X  R  E
A  W  W  G  C  B  L  U  O  I  O  R  K  I  E
T  B  B  E  S  I  O  D  F  B  N  B  S  P  L
I  D  I  S  G  U  S  T  A  J  A  G  W  T  D
N  O  N  H  V  R  G  A  J  E  H  K  P  K  J
G  R  E  V  E  R  I  E  B  F  H  A  N  M  J
J  M  H  Y  L  G  N  I  D  E  E  C  X  E  H
```

AMOROUS	EQUIPAGES	MISPLAY
ANSWERING	EXCEEDINGLY	MOATING
BASICALLY	FREEWHEEL	PRUDE
BOASTING	FURIOUSLY	RELEARNT
BRONTOSAURS	HEADLINING	REVERIE
BULKING	KABOOM	
CAMPIER	KNOTHOLE	
DISGUST	MANUSCRIPT	

Assorted Words 29

```
M A G N I F I C E N C E C L N
V D I S H P A N S I E S X G O
O J I N C U B A T O R S M E D
B C D S R Z S E I F I L P M A
X O E F C C W O R M E D A I P
S U O I C O R T A C F V L G O
R N R P Y R U U J S T C P R R
E T E U L R K R Y L R H I A T
C R R R C U D C S I V U T T R
H Y E I C P S E O E W R A I A
A W A F K T S H N L S T T O I
R O D I J N F O E I M L E N T
G M I E N E I G H S H E D S U
E A N S K S O L N G T S H B R
D N G B K S O V E R P R I C E
```

AMPLIFIES	HURTLES	PORTRAITURE
ATROCIOUS	INCUBATORS	PURIFIES
CORRUPTNESS	MAGNIFICENCE	RECHARGED
COUNTRYWOMAN	NEIGH	REREADING
DISCOURSES	OVERPRICE	SHINED
DISHPAN	PALPITATED	WORMED
EMIGRATIONS	PANSIES	
HEMLOCK	PLUSHEST	

Assorted Words 30

```
W  Y  Q  U  N  S  S  V  Y  M  V  C  P  B  D
M  L  D  L  K  B  S  U  Y  L  E  O  N  Q  D
O  O  S  E  V  E  N  E  O  U  L  Q  J  K  R
N  W  G  C  O  M  M  U  N  I  C  A  T  O  R
A  E  R  A  D  U  S  S  R  I  R  E  C  A  P
S  R  A  U  O  E  S  D  R  E  K  O  Y  O  I
T  I  V  S  R  K  P  O  L  E  L  R  B  A  L
E  N  I  T  D  M  V  O  M  E  D  I  U  A  R
R  G  N  I  N  E  Z  A  R  B  I  A  V  M  L
Y  U  G  C  P  M  T  N  F  T  E  F  E  E  V
L  S  D  L  Q  O  M  C  T  M  A  R  F  H  D
B  T  B  M  D  I  E  D  E  L  T  T  O  M  V
Y  S  C  N  K  R  N  I  E  T  S  U  I  K  J
I  N  T  E  R  S  P  E  R  S  E  D  B  O  I
E  T  A  L  O  S  N  O  C  S  I  D  T  T  N
```

BRAZENING	GUSTS	MOTTLED
CAUSTIC	HEADERS	MURKINESS
COMMUNICATOR	INTERSPERSED	RELIVED
DEPORTATION	LABORIOUS	SEVEN
DETECTED	LOCALLY	SOMBER
DISCONSOLATE	LOWERING	STEIN
FIELDS	MEMOIRS	
GRAVING	MONASTERY	

Assorted Words 31

```
J D E T A R U G U A N I E G R
T S E I T S G I P B I W Y E A
A S N T K M G N I L D D I W T
N M T O A S A W O O D M A N I
F C U N I C X L S O R A T O F
R A P S E T I X T D Y C B X Y
L D U G I D A D P S P L U G I
Z A A L L N I S A T T C L D N
D M N E T D G C R R P N Y E G
A E I R H I E L C E E E I W J
H U T N E R E G Y A V L C O Q
G H O F D T I R G M P N I X P
M X W W A F A A H A V P O T E
P I T R H H U R R X J B V C W
K T Z G Z J S L F M D G Y H P
```

ACCIDENTS	FRATERNAL	POINTS
AIRHEAD	GULPS	RATIFYING
AMUSINGLY	INAUGURATE	SHAFTED
BLOODSTREAM	JAGGED	TAROS
CONVERSATIONS	JELLY	TWIDDLING
ERADICATED	MALTS	WOODMAN
EXCEPT	MINDFUL	
FAULTIER	PIGSTIES	

Assorted Words 32

```
H T G M S F E R T I L I Z E R
V J L X O U A B F O X E D W K
Q B W B L E E P I N G A P F P
R E H T A O L Y G R E N Y S H
P E L N O K G N I H C U O T O
Y R I R R A C R U M B I E S T
A T U R Y S D Q J N P S R S O
V H A N A T R E S C A P E D S
E I H R I O P E R T S Z P D E
R N H F R N H M T I C T N A S
T N P O A I G Y E I V B A C G
I E B R P S E V E I L E B P F
N R B A I H P S E L P P I T S
G U Y Y B E E C H N U T D R N
S D Z S E D A L G R E V E U X
```

ASTONISHED	ESCAPED	PHOTOS
AVERTING	EVERGLADES	PRUNING
BEECHNUT	FERTILIZER	SPATS
BELIEVES	FORAYS	STIPPLES
BLEEPING	FOXED	SYNERGY
CRUMBIEST	HOARIER	TARRIES
DERIVE	LITER	THINNER
EMPTY	LOATHER	TOUCHING

Puzzle #33

Assorted Words 33

```
Z Q X Q F Y P I Z Z I C A T O
R F I R E B O M B B R D Y B N
E C Z O L S E V I S O R R O C
C O V Y L G N I C A N E M W A
A L Y L I Z E E R B Z Q K G E
N F A U N G N I N E K C I H C
T P O H G X N H I U Z T E J I
S E D E T A N I E F F A C E D
R A V I N E D Y D A H C R D I
W S T S I M L A P A P E T C Z
M L S P A R T E R I F S L X X
C A A C L E A R A N C E K B D
V A N D Z I N S I N U A T E S
I U J S C I T S I G O L U E M
G A P D E S S I M N A C D W H
```

BREEZILY	FELLING	MISSED
CHICKENING	FIREBOMB	PALMISTS
CLEARANCE	FIRETRAPS	PIZZICATO
CORROSIVES	HEAPS	RAVINED
CRAZE	INSINUATES	RECANTS
DECAFFEINATE	LETHAL	TACES
EULOGISTIC	MANSE	
FADING	MENACINGLY	

Assorted Words 34

```
Y  R  G  T  C  R  E  D  W  O  P  N  U  G  T
P  U  S  T  S  I  G  O  L  O  Y  R  B  M  E
A  S  E  E  G  A  G  T  R  O  M  C  X  M  D
F  Q  F  X  Y  Y  B  P  A  V  I  L  I  O  N
A  F  W  O  V  E  R  S  U  P  P  L  I  E  S
L  C  J  G  D  C  M  A  L  A  D  R  O  I  T
S  P  C  T  B  U  K  W  T  H  E  S  I  S  W
I  S  A  E  E  T  W  G  G  I  W  I  R  E  P
F  W  A  I  L  T  M  A  L  D  D  R  S  J  R
I  S  W  I  P  E  M  P  L  O  Y  E  S  M  Z
E  T  W  U  D  R  R  R  X  F  B  C  R  J  Y
D  Z  A  G  E  S  R  A  B  E  D  E  S  E  D
D  E  X  P  E  N  D  I  T  U  R  E  S  R  H
R  O  R  A  N  G  E  A  D  E  S  Y  G  G  E
G  N  I  Z  I  L  A  T  I  P  S  O  H  P  C
```

ACCELERATE	GUNPOWDER	PERIWIG
CUTTERS	HEREDITARY	SWIPE
DEBARS	HOSPITALIZING	THESIS
EMBRYOLOGISTS	MALADROIT	
EMPLOY	MORTGAGEES	
EXPENDITURE	ORANGEADES	
FALSIFIED	OVERSUPPLIES	
GLOBES	PAVILION	

Assorted Words 35

```
P R E S S U R E B M G D T Y O
Y C R E R C D U C K B I L L S
L L D E S E C R A T E S P Q B
D F T U R C H O E Q J S A Y R
D N D N T N A C E T F O S S E
M I A N A G R E E D S C S O B
D U S T U I S U I L C I P W E
X R F M S O F R B W N A O B L
F F A T I D H E E U E T R M L
T Q B W I S N Y D I A E T L I
D N V X S J S A E Z T J S D O
D E L I A N S A H R M T Z K N
D E G A R E V E L S G B O H S
G Z C X Q D Y L E S R E V N I
N L A T E R A L I N G Z H T S
```

AGREED	GREYHOUND	NAILED
AUBURN	HANDSTAND	PASSPORTS
CHARS	INVERSELY	PRESSURE
DEFIANTLY	LATERALING	REBELLIONS
DESECRATES	LECHERS	SNOTTIER
DISMISSALS	LEVERAGED	SWARD
DISSOCIATE	MOISTER	
DUCKBILLS	MUFTI	

Assorted Words 36

```
F  L  U  C  T  U  A  T  I  O  N  P  V  G  P
S  S  P  C  O  W  I  N  E  F  F  A  B  L  E
T  N  M  G  U  M  O  S  C  I  L  L  A  T  E
A  V  O  I  N  C  P  O  D  D  I  P  Z  S  J
K  A  F  I  L  I  K  A  Z  A  A  I  Y  S  R
I  T  Y  P  T  E  T  O  C  Y  U  T  W  D  E
N  T  V  L  N  A  M  E  L  T  T  A  C  E  D
G  E  J  Q  E  C  N  C  V  D  R  T  D  Z  E
A  D  T  S  K  R  N  G  I  O  I  I  P  R  P
S  L  V  J  K  D  E  V  I  H  C  N  G  E  L
H  U  F  F  I  L  Y  M  M  S  T  G  G  R  O
O  J  A  C  K  K  N  I  V  E  S  E  W  O  Y
W  H  W  S  E  S  U  T  P  Y  L  A  C  U  E
E  W  E  N  O  H  P  O  M  A  R  G  N  T  D
D  N  O  I  T  C  I  L  E  R  E  D  F  E  D
```

ASSIGNATIONS	EUCALYPTUSES	PALPITATING
CATTLEMAN	FLUCTUATION	REDEPLOYED
CHIVED	GRAMOPHONE	REROUTE
COMPACT	HUFFILY	SHOWED
COVETING	INEFFABLE	SMILE
CUCKOLDING	JACKKNIVES	STAKING
DERELICTION	MERELY	VATTED
ETHIC	OSCILLATE	WOOZY

Assorted Words 37

```
E  P  E  G  S  R  E  S  S  E  U  G  D  E  R
Y  U  A  O  G  Y  V  P  A  D  D  O  C  K  S
M  C  C  R  A  S  H  E  D  I  X  Q  C  F  Q
I  R  S  E  S  N  E  C  I  L  X  G  C  F  V
B  Q  S  H  A  D  E  M  A  N  D  I  N  G  N
F  I  R  C  U  R  R  Y  C  O  M  B  I  N  G
S  N  O  I  T  A  R  T  S  A  C  H  I  S  Z
L  B  O  L  X  G  R  E  E  D  I  E  R  F  E
I  R  E  G  O  L  A  T  A  C  A  Y  P  W  A
M  V  V  U  M  G  X  F  U  R  B  E  L  O  W
M  A  L  S  E  C  I  F  T  I  V  O  R  Y  T
E  A  I  D  E  V  A  S  T  A  T  E  O  D  L
S  Q  S  U  O  E  N  A  T  N  A  T  S  N  I
T  U  S  X  K  G  R  O  H  B  A  U  O  Z  A
K  N  A  T  U  R  A  L  I  S  T  I  Y  E  Z
```

ABHOR	DEVASTATE	LICENSES
BIOLOGIST	DREADS	NATURALIST
CASTRATIONS	FICES	PADDOCKS
CATALOGER	FURBELOW	SHADE
COACH	GREEDIER	SLIMMEST
CRASHED	GUESSERS	
CURRYCOMBING	INSTANTANEOUS	
DEMANDING	IVORY	

Assorted Words 38

```
K Y L S U O I N I M O N G I U
C O N F E C T I O N E R S K F
S D M O U N T E D Q U O D P S
Y L G N I U G I R T N I N E T
P P G N I T E I U Q S I D R S
G B Z N U U C S D E E P S S I
S N A B I T S E K X Q E C U G
M A I R L K C N F H S W H A N
U P B L I A C R I R S C O D A
G P F R A T C I A A E G O E L
G K Z E A B O U T C G P L D L
E P U E W S K N N N K R M C I
D M I M E T I C E A A E A I N
E T A D I L A V V Y S W R B G
E R E H P S O T E N G A M R A
```

ABOUT	IGNOMINIOUSLY	PERSUADED
ABRASIVE	IMPERFECTION	SCHOOLMARM
ANTICKING	INTRIGUINGLY	SIGNALLING
BALING	LACUNAS	SMUGGED
BARGAINS	MAGNETOSPHERE	SPEEDS
BARITONE	MIMETIC	VALIDATE
CONFECTIONERS	MOUNTED	
DISQUIETING	NUTCRACKER	

Assorted Words 39

```
S  Y  B  Q  D  E  T  H  G  I  R  Y  P  O  C
N  Y  D  V  A  C  L  S  C  U  T  T  L  E  D
F  O  A  N  L  K  E  M  A  D  A  M  X  E  E
G  W  I  W  P  G  T  S  B  R  A  L  E  X  C
K  N  Z  T  H  G  J  M  R  P  T  D  W  P  E
N  M  I  Q  A  C  T  V  U  O  X  N  G  L  L
Y  E  G  E  B  T  R  T  N  T  L  M  O  I  E
W  Z  D  J  E  C  I  A  C  S  T  O  I  C  R
J  N  A  D  T  H  O  D  H  H  R  K  C  I  A
S  E  O  R  I  O  T  C  E  E  K  Z  Y  T  T
I  R  H  S  C  R  R  H  S  R  X  P  M  Q  E
I  N  N  N  A  V  D  E  H  D  C  W  S  X  S
U  F  N  O  D  E  T  E  V  O  C  C  P  Z  H
B  M  X  X  M  G  S  K  B  N  E  U  A  L  L
L  I  L  T  I  N  G  Y  S  N  O  D  N  E  T
```

ACCREDITATION	COPYRIGHTED	SCUTTLED
ALPHABETIC	COVETED	SEASON
ARCHWAYS	CRAZY	TENDONS
BEDRIDDEN	DECELERATES	THEEING
BRUNCHES	EXPLICIT	
CHEEKY	LILTING	
COLORS	MADAME	
CONTRAST	POTSHERD	

Assorted Words 40

```
F  S  S  E  N  E  F  A  S  T  O  U  X  Y  R
S  N  O  I  S  U  L  L  I  S  I  D  T  W  E
S  T  Y  Q  N  R  O  H  B  E  V  A  E  L  C
P  R  G  Z  C  E  E  F  O  H  T  A  L  P  T
I  E  E  N  E  I  M  K  O  R  M  C  E  P  O
T  J  R  G  I  E  S  R  C  A  R  L  C  B  R
H  N  M  S  G  Y  H  R  I  A  N  O  T  K  I
R  T  I  F  E  I  F  W  E  A  P  N  R  R  E
O  E  N  A  Y  V  J  I  S  D  H  K  O  S  S
T  X  A  M  L  L  E  X  R  E  U  C  C  G  I
T  T  L  I  K  B  D  R  P  R  G  R  U  A  T
L  U  G  L  E  Y  L  L  E  W  O  D  T  E  B
E  R  I  Y  K  P  X  I  I  D  T  H  E  N  V
D  E  L  A  T  S  U  X  H  W  N  L  D  L  I
N  S  S  R  E  T  I  U  R  C  E  R  L  R  N
```

BACKPACKERS	HORRIFYING	RECTORIES
CHAIRMEN	HORRORS	SAFENESS
CHILBLAIN	INTRUDERS	STALED
DISILLUSIONS	JIGGERS	TEXTURES
ELECTROCUTED	LEDGES	THROTTLED
FAMILY	PERSEVERED	WHEEZY
GERMINAL	PLAIT	WILDLY
GONNA	RECRUITERS	

Assorted Words 41

```
L  T  C  O  N  D  U  C  T  I  V  I  T  Y  F
P  F  R  D  E  N  E  S  S  E  L  R  S  F  G
R  K  G  G  N  A  M  S  N  I  K  N  K  K  Y
A  B  G  N  I  R  E  E  N  A  C  C  U  B  P
I  J  R  D  I  S  T  I  L  L  E  D  V  B  A
S  U  S  T  C  D  Q  Z  B  F  E  L  M  S  L
I  D  Y  S  R  A  N  I  M  E  S  K  W  U  P
N  N  E  R  O  T  S  E  C  N  A  Z  C  N  A
G  S  C  T  S  T  A  U  K  O  V  D  G  B  T
N  T  F  U  S  Z  H  Y  U  O  A  T  I  O  E
J  O  P  L  B  E  W  S  K  C  O  R  C  N  D
H  U  W  W  O  A  R  H  A  N  P  B  D  N  G
E  T  M  G  W  D  T  O  Y  L  U  V  C  E  N
P  E  C  X  S  X  H  E  F  F  S  J  S  T  C
E  R  T  H  U  N  C  H  E  D  P  Z  P  S  A
```

ANCESTOR	FORESTED	SEMINARS
BEADING	HUNCHED	SLASH
BOOKENDING	INCUBATE	STOUTER
BUCCANEERING	JUNKY	SUNBONNETS
CONDUCTIVITY	KINSMAN	
CROCKS	LESSENED	
CROSSBOWS	PALPATED	
DISTILLED	PRAISING	

Assorted Words 42

```
O U W P R E D E S T I N I N G
W E T T E R H I N O C E R O S
C D Y A L I V E L I N E S S Y
C O D E I F I T A R Z Q B S T
D E N Y I N G A O P Q A N Q H
M Q X G S P I N D L I N G K O
Q L F S R E L L E V O R G A I
X B A S T A R D I Z I N G I M
N R C B P I T S E I B B A G O
H W H A M S P U T Z N H G N N
Z F Y W K E Z V L E Q R P O L
P A T R I A R C H A S M J M I
H F H I N D S I G H T N G I E
L K R U D I M E N T S E O N S
R B H C S T R O N G H U D Y T
```

BASTARDIZING	KINDS	RHINOCEROS
CONGRATULATED	LIVELINESS	RUDIMENTS
DENYING	MAGAZINE	SPINDLING
EMBALM	ONLIEST	STRONG
GABBIEST	ONSETS	WETTER
GROVELLERS	PATRIARCH	WHAMS
HINDSIGHT	PREDESTINING	
IGNOMINY	RATIFIED	

Assorted Words 43

```
M H Y Y F R E Q U E N T I N G
A Z B D L P H O N E Y I N G M
D S S A E L S S H E I S T G E
O N E L U M I E P G N S R D D
C F Y L G N I H S I N O T S A
K O C E A U I L C U L I H U P
Y R C H S M W T I Z A L W P R
A M W K O S E E N T Y L I O O
R U I L L R Y F N O A C C F T
D L D H N E U D S T C R Y N R
S A V F H I S S O N R G I A U
E I M I R M J H I S I E V Z D
C C I T E M I Z E N K T A J E
I M A G I R O T K L G A C T R
B E G N I D A E N K L F K H Y
```

ASTONISHINGLY	ENTREATY	ODYSSEY
CHILLY	FEMALES	ORIGAMI
CHORUSING	FILLIPS	PHONEYING
CLAUSES	FORMULAIC	PROTRUDE
COCKLESHELL	FREQUENTING	SNITCH
CONTINUA	HEIST	TOWING
DEMILITARIZE	ITEMIZE	
DOCKYARDS	KNEADING	

Assorted Words 44

```
P  E  K  P  D  E  H  S  I  N  R  U  F  Y  C
T  A  T  C  Q  C  L  H  U  M  E  R  U  S  C
R  T  S  A  A  B  O  B  H  U  R  R  A  Y  S
A  R  H  T  R  T  U  L  A  Y  O  O  M  K  I
N  S  D  H  A  P  T  S  E  D  Y  O  E  Y  F
S  S  C  A  S  S  I  A  T  S  N  E  O  Q  J
F  I  N  N  E  R  V  R  E  L  L  E  A  Z  X
I  W  W  D  N  I  O  T  E  H  E  A  P  H  O
G  E  I  B  G  B  C  I  Q  S  W  S  W  E  S
U  A  L  O  C  U  Z  F  F  D  U  H  T  I  D
R  T  L  O  T  S  E  I  H  S  A  B  O  W  M
I  H  O  K  H  A  T  C  H  E  R  Y  A  S  V
N  E  W  B  O  W  L  E  D  E  S  P  A  L  E
G  R  S  C  S  E  I  H  C  R  A  R  E  I  H
U  S  E  I  R  R  E  B  E  L  K  C  U  H  W
```

ABUSER	DEPENDABLE	HURRAYS
ARTIFICE	ELAPSED	INNER
ASHIEST	FURNISHED	PASTAS
ATTACK	HANDBOOK	PRATE
BOWLED	HATCHERY	TRANSFIGURING
BUSTLES	HIERARCHIES	WEATHERS
CASSIA	HUCKLEBERRIES	WHOSE
COLESLAW	HUMERUS	WILLOWS

Assorted Words 45

```
S  G  Y  N  T  P  S  S  E  V  E  R  E  S  T
O  O  M  R  Q  A  E  E  B  X  C  O  W  A  W
T  E  R  E  E  N  M  D  S  J  N  V  U  N  I
R  F  G  G  W  S  Y  M  A  S  I  S  M  D  N
L  P  A  L  N  L  E  L  U  L  E  J  P  A  K
R  P  A  R  I  I  S  R  A  N  L  R  R  L  L
R  I  C  R  C  B  T  T  V  N  A  I  G  S  E
D  E  S  R  A  I  A  A  N  E  M  D  N  I  M
H  I  S  E  I  L  D  L  I  E  D  U  U  G  D
Q  A  V  P  R  M  Y  N  E  C  S  L  T  A  H
U  G  A  I  E  S  I  T  A  F  I  S  Y  U  L
G  O  A  C  V  C  Z  N  I  H  U  F  I  H  A
S  N  O  I  T  A  T  S  A  C  E  L  F  D  N
M  O  N  A  R  C  H  S  C  L  J  Q  B  O  X
C  S  N  O  I  T  C  I  R  T  S  N  O  C  R
```

AUTUMNAL	LAUDANUM	RISERS
BALEFUL	MEWLS	SANDALS
BILGE	MONARCHS	SEVEREST
CONSTRICTIONS	OFFICIATING	STATIONS
CRIMINALS	PARALYTIC	TWINKLE
DIGRESSES	PEDALLING	VIVID
DISSENTS	RESERVEDLY	
HANDICRAFT	RESPECTS	

Assorted Words 46

```
I F C A P T A I N C I E S S E
X D N A Z D E L I C A T E L Y
S R E T T I U Q T P Q J F I G
E D O O W D A E D S U E O M U
C K G B G P N E S M A G B M H
W I I U Y R M A B U M E U E L
E Q N C N N A R T J A D F S E
V Q D C K F O P R T R L A T V
G R C T T S O G H U I X P R I
R N C P R U T U O S N E W P T
N E I D O A R A G M E Q R Y A
R K J T N S S E N H S A R B T
F F L B L E Q H S D T O Y V E
I T E A P I M V I R S G C C D
K C T A C C L A I M E D Z E D
```

ACCLAIMED	DEADWOOD	NATTIER
AMEND	DELICATELY	QUITTERS
APPLAUSE	FEAST	SLIMMEST
AQUAMARINES	GUNFOUGHT	
BRASHNESS	IDEOGRAPHS	
CAPTAINCIES	KICKSTANDS	
CINCTURES	LEVITATED	
COSMOGONY	LILTING	

Assorted Words 47

```
W M E T A C A R P A L Q T N P
M I F D E F L E C T S X L S R
F O P P I S H R A F T I N G O
O C S S E N H S I N N A M M S
U F C B A L I B I I N G A U T
N S D E E L B W X E E B J N I
T Z L S S S E Z T N I L B C T
A E L B A W O L L A S V K H U
I E I A A K W M F A I L F I T
N W R D E I R R O W A R U E E
E U P U S F T A R T E R S S D
D P R F S K H E P I O U S L Y
G N I L L I P S E L Z Z I R F
D R R L A R E T A L I T L U M
M L A R E T A L I U Q E Y U M
```

ALIBIING	FOUNTAINED	PARKA
ALLOWABLE	FRIZZLES	PIOUSLY
BESOM	FUSSILY	PROSTITUTED
BLEEDS	LEISURE	RAFTING
BLINTZES	MANNISHNESS	SPILLING
DEFLECTS	METACARPAL	TARTER
EQUILATERAL	MULTILATERAL	WORRIED
FOPPISH	MUNCHIES	

Assorted Words 48

```
E  L  B  A  I  F  I  S  L  A  F  Y  R  V  K
E  Z  I  L  A  M  R  O  F  D  P  H  K  I  O
U  F  E  M  Z  P  H  V  R  C  E  A  D  Y  J
S  I  M  T  K  B  D  K  U  O  X  F  T  C  H
R  N  M  E  A  A  O  P  E  M  T  N  F  R  B
E  G  O  P  H  U  E  S  W  M  R  I  O  U  J
D  E  U  I  M  T  C  N  G  A  E  U  U  C  B
E  R  S  G  S  G  S  A  S  N  M  M  T  I  S
E  P  E  S  T  U  N  E  V  D  I  L  C  F  H
M  R  T  K  K  U  R  I  S  E  T  Z  R  Y  I
I  I  R  I  H  I  R  T  O  R  Y  M  O  I  V
N  N  A  N  C  N  Q  Z  X  E  A  G  P  N  E
G  T  P  O  O  P  X  K  E  E  M  O  S  G  R
B  A  S  X  E  T  A  L  U  C  L  A  C  Y  S
D  E  T  A  N  I  C  S  A  F  J  U  C  E  T
```

BUFFED	EXTRUSIONS	PIGSKIN
CALCULATE	FALSIFIABLE	REDEEMING
CAMEOING	FASCINATED	SHIVERS
COARSEST	FINGERPRINT	SNEAK
COMMANDER	FORMALIZE	
CRUCIFYING	HAFNIUM	
EVACUATE	MOUSETRAPS	
EXTREMITY	OUTCROPS	

Assorted Words 49

```
J  M  C  V  C  S  M  R  O  W  H  T  R  A  E
E  F  X  I  J  O  E  M  D  U  N  A  F  B  H
H  L  Z  D  T  D  N  L  W  E  Y  J  L  J  M
W  O  A  H  E  N  J  F  I  K  T  L  G  I  J
S  O  T  U  N  R  A  S  I  D  N  R  T  Z  H
S  C  D  H  D  O  E  M  M  R  O  I  A  I  X
C  O  H  E  E  A  I  E  O  A  M  C  S  M  F
D  Y  L  O  R  A  T  T  N  R  T  I  O  V  S
E  I  H  L  O  I  D  O  A  A  B  N  N  R  O
D  C  M  L  I  L  P  E  R  L  C  R  A  G  C
W  D  D  U  X  D  I  S  D  Y  U  C  I  B  Z
V  P  J  U  T  P  A  N  A  L  O  G  U  E  Y
S  P  U  E  L  I  P  M  G  T  Y  Z  A  B  F
H  S  R  E  D  W  O  P  R  A  T  T  A  O  Y
Y  B  G  N  I  D  R  A  W  A  E  W  J  N  C
```

ANALOGUE	COAGULATION	POWDERS
ARMADILLOS	CONFIRMING	ROMANTIC
ASPIRED	CROCODILES	SCHOOLING
ATTAR	EARTHWORMS	SMARTED
AWARDING	FITLY	TUMID
BANTAMS	HOTHEADEDLY	
BRIEF	LAUDATORY	
BUCCANEERED	PILEUPS	

Assorted Words 50

```
U U H D S T E K R A M H J R Z
D D S E T I B T S O R F I A F
J E R R I M N S R O M U H N L
Y F T R J C E O R Z Z S E K Y
S N O I T A L U C A J E B E W
Y S A N D L O T S L E T M S E
B N B G G E P G M C A F W T I
U N D E T L U A S S A F R H G
C V C R E N O B H G I H T R H
U S T N A Y O V R I A L C F T
S A U C Y T S E N I R U G I F
R E K C U S D O O L B V N H O
T D K E P C H E A P N E S S U
Y H Q L O W L A N D I L A R F
I M P E R F E C T L Y G Q A T
```

ASSAULTED	FALCON	MARKETS
BLOODSUCKER	FEARS	RANKEST
BRIBE	FIGURINES	SANDLOTS
CHEAPNESS	FLYWEIGHT	SAUCY
CLAIRVOYANTS	FROSTBITES	THIGHBONE
DERRINGER	HUMORS	
EDITED	IMPERFECTLY	
EJACULATIONS	LOWLAND	

Assorted Words 51

```
B S I P A R T I C I P A T O R
N E H S A T I S F A C T I O N
B M A R E D L O H E S U O H V
R I I P X V G D E N I L T U O
L P R N R S I N U S O I D A L
I R S D E B B R I W H O O P A
B E T E U F L A T T E S T T T
E C Y M X L D R N N S V D N O
L I L C Z I L J E E O I I L O
L O I M G W F A Z N M C S K L
O U S M T R C F R I T W T N K
U S T B E Q K Q A D V E O M I
S N O I T A L L I T S I D H T
D N O I T A T I G R U G E R S
P P G N I R O P S R E W E K S
```

AFFIXES	LIBELLOUS	SHOWMEN
CONTRIVES	OUTLINED	SINUSOIDAL
DISTILLATIONS	PARTICIPATOR	SKEWERS
DULLARDS	PORING	TOOLKIT
FLATTEST	REGURGITATION	WHOOP
HAIRSTYLIST	RENTED	
HOUSEHOLDER	SATISFACTION	
INSISTING	SEMIPRECIOUS	

Assorted Words 52

```
Y  T  M  N  C  N  A  V  I  G  A  T  E  D  R
E  M  N  E  S  R  S  E  K  A  T  E  R  S  X
F  X  R  A  K  D  O  N  F  R  A  C  T  A  L
G  X  T  S  M  V  R  W  T  O  W  E  L  N  E
S  N  T  E  C  I  L  A  N  T  R  O  M  D  H
A  E  I  S  N  A  A  Q  W  E  E  F  T  B  N
I  F  T  K  E  S  N  L  M  T  D  I  F  O  Y
L  I  H  A  C  I  I  A  C  S  S  N  G  X  V
C  J  V  M  G  I  P  V  M  G  O  A  K  E  Z
L  D  F  W  V  E  K  M  E  L  M  N  E  S  I
O  O  I  G  U  A  N  A  U  N  A  C  I  M  R
T  N  E  U  R  I  T  I  S  R  E  E  Z  H  H
H  J  M  E  N  O  R  A  H  S  G  S  X  X  R
X  G  E  L  B  A  T  R  O  P  P  U  S  N  I
T  A  L  L  O  W  E  N  O  R  H  T  N  E  W
```

ALMANACS	FRACTAL	NEURITIS
CILANTRO	GRUMPIEST	RETAKES
CLAIMANT	IGUANA	RHINOS
CROWNED	INSUPPORTABLE	SAILCLOTH
EASTWARDS	KICKING	SANDBOXES
ENTHRONE	MENORAHS	TALLOW
EXTENSIVENESS	NAVIGATED	TOWEL
FINANCES	NEGATES	

Assorted Words 53

```
O  B  E  C  A  L  P  X  C  Y  H  G  Q  Q  J
K  A  Z  T  W  L  A  C  K  I  N  G  I  R  M
D  S  R  M  A  I  V  E  X  P  N  W  N  V  I
I  Z  E  B  A  N  G  Z  L  O  B  O  D  Z  G
S  G  S  L  I  S  R  H  B  U  X  F  R  B  R
T  Y  N  N  I  T  T  E  T  R  L  K  W  I  A
O  N  L  I  O  H  R  E  T  S  U  J  D  A  T
R  P  E  D  L  I  P  A  R  L  A  S  J  D  I
T  S  O  T  E  L  T  O  I  A  B  S  J  O
S  R  E  A  H  T  E  C  I  E  S  P  E  R  N
K  B  E  N  C  G  I  C  E  D  D  K  L  M  S
G  M  J  S  A  H  I  C  N  L  U  C  E  Q  A
B  V  E  W  S  L  E  R  X  A  L  A  L  D  F
G  N  I  Z  I  R  P  D  F  E  C  O  O  D  D
I  N  C  I  N  E  R  A  T  I  O  N  C  W  B
```

ADJUSTER	DISTORTS	PLANES
ALTERNATE	EXCITEDLY	POACHED
AMEBAS	FRIGHTEN	POURS
ARBITRATED	INCINERATION	PRIZING
ASTERISKED	IRONIC	TRESS
AUDIOPHILES	LACKING	WIGHT
CANCELLING	MIGRATIONS	
COLLECTIONS	PLACEBO	

Assorted Words 54

```
S N O N A B S O R B E N T S B
G N I N I T S E D W Y F S G D
U L A R H C N L Y D L B B O L
D E N A J I H E H S I P P O F
L S S E S E S E G Z E T O W T
C C E B E S J R E N A G I J C
S U J L A D O X E R I X U E C
U W P A G R A C Y H F R U E S
A L F C E G M K I A T U T C D
V Z S T A B O R C A S A L S K
I G V Q T K W T E I T N L L A
T E S U C X E Y V S H I I B Y
Y S L A N D E R E R T C O A D
S T N I R P S C H I L D I N G
L W H H P N O T A R I Z I N G
```

ACROBATS	DESTINING	SEGUED
ARMREST	EXCUSE	SLANDERER
ASSOCIATION	FOPPISH	SPRINTS
ASTRINGENT	GAINSAY	SUAVITY
CHEERFULLY	LATHERS	TOGGLES
CHICKADEE	NONABSORBENTS	
CHILDING	NOTARIZING	
CUPCAKE	ODDITIES	

Assorted Words 55

```
G E D Q A R T S O R I D I N G
S S E N S U O I D O L E M U O
U A T S I V Q U A L I F I E D
S K R O W E C I T T A L W N Q
W L X P K R O S E A T E H Z W
S D E D U O R H S L A C E B T
Q A B A K C H A R A C T E R S
Q F M A R K U P G D E I Z K X
U K V U T N U K E D T O E L Y
I H Q A P Q S R J X A N S F I
E G N I F I O C A S T I N G S
T W H R X E C N A R E B U X E
E G N I T P I R C S C P D R N
S T N E M E E R G A S I D C A
T S T A O B L I A S K I E D C
```

ACETATE	LEARNS	ROSEATE
CASTINGS	MARKUP	ROSTRA
CHARACTERS	MELODIOUSNESS	SAILBOATS
COIFING	NUKED	SCRIPTING
DEFLECTION	PUMAS	SHROUDED
DISAGREEMENTS	QUALIFIED	SKIED
EXUBERANCE	QUIETEST	VISTA
LATTICEWORKS	RIDING	WHEEZES

Assorted Words 56

```
Y U L A U G H I N G S T O C K
F D E T A R T L I F N I W Z H
B L E P R T E G R W Z E Z N W
M U A S A C O N G E S T I V E
I N I B R I O U O N T D C O L
S A P T B E N N R R I L I D D
D W B A S E V T V E O L I M I
I A V U C A R E I E F C A F N
R R A L X K L G R N Y U W O G
E E P T S O P L A O G E N N F
C S M N O G S R A S L S D D N
T G N I D N E P S B T C L W S
I L U R I N G A U C H E X E Q
N T S I G F O R E H E A D S M
G A Q B A C K E D D G H W O H
```

BACKED	FOREHEADS	REFUNDS
BALLAST	GAUCHE	REVERSED
CONGESTIVE	GOALPOST	SPENDING
CONVEYED	INFILTRATED	UNAWARES
CORONER	LAUGHINGSTOCK	WELDING
FILTER	LURING	
FLABBERGASTED	MISDIRECTING	
FOALING	PAINTINGS	

Assorted Words 57

```
T  G  C  S  E  I  T  I  N  M  E  D  N  I  F
M  G  N  Y  X  J  G  L  Y  R  I  C  I  S  T
J  V  G  I  R  U  S  N  O  S  I  R  R  A  G
Q  I  G  N  N  K  S  L  I  M  P  E  R  I  L
D  A  Y  Y  I  I  C  Z  E  G  H  J  R  M  F
Q  E  J  M  T  R  A  I  Y  G  R  H  J  L  Y
S  G  S  B  X  I  E  R  M  D  N  E  T  H  K
T  O  O  C  A  P  L  E  T  M  R  A  V  I  K
I  L  H  R  R  U  D  A  D  S  I  O  R  I  J
N  R  O  S  E  I  W  E  N  N  N  G  V  T  D
G  M  Q  H  J  R  E  Y  C  O  A  O  M  E  S
S  C  A  V  O  P  A  S  T  I  I  M  C  S  Q
O  A  M  A  S  S  I  N  G  T  R  T  M  K  K
D  E  S  I  D  N  A  H  C  R  E  M  A  O  J
R  E  W  O  R  K  S  G  V  U  H  P  N  R  C
```

AMASSING	GASOHOL	RERAN
CAPLET	GIMMICKRY	REWORKS
COMMANDEERING	IMPERIL	RICED
CONSTRAINING	INDEMNITIES	STINGS
DESCRIES	LYRICIST	STRANGE
DIVERGING	MERCHANDISED	
DROVE	PETTY	
GARRISONS	RATIONALITY	

Assorted Words 58

```
T  J  G  A  Q  W  D  Y  H  M  P  E  E  H  S
H  U  U  D  I  A  C  E  A  Z  F  U  C  V  A
Z  J  W  V  O  L  U  A  S  J  J  I  I  D  L
Y  J  F  H  N  L  M  J  T  U  E  C  N  E  V
B  G  U  W  I  O  U  A  E  V  L  X  V  N  A
B  K  U  D  Z  W  L  C  I  A  D  T  I  L  G
M  O  S  F  E  S  A  E  A  L  U  Q  O  A  E
E  J  N  Y  R  Z  T  A  N  N  E  R  L  R  S
T  T  N  E  T  S  I  S  N  O  C  D  A  G  Y
B  U  R  P  S  L  V  T  S  E  L  T  T  E  S
U  N  P  E  E  R  E  D  U  E  T  B  E  S  R
S  T  N  E  M  E  V  O  R  P  M  I  R  T  X
V  T  D  E  S  P  E  R  A  T  E  L  Y  S  A
O  R  O  T  U  B  I  R  T  S  I  D  A  L  N
Z  O  U  T  F  L  A  N  K  S  D  R  M  R  S
```

BONES	ENLARGE	PEERED
BURPS	HASTE	SALVAGES
CONSISTENT	IMPROVEMENTS	SETTLES
CUMULATIVE	INVIOLATE	SHEEP
DEPUTIZED	IONIZE	TANNER
DESPERATELY	LARGEST	WALLOWS
DESULTORY	MAILED	
DISTRIBUTOR	OUTFLANKS	

Assorted Words 59

```
T O R T O I S E E K V I A K W
S E C A R Y T Z Y E I F C M L
I D G D O G S E V Y B O U K S
S W A N E Z L Q N P O A H L W
C N O E I Z L X Z U G M R Z O
D H C S H T Z V T N J I F O Q
Q P A A L R T U T C Y E D I M
M R R S S A E U B H V S J D Q
A E A U T K D G C E P T O S Y
R C P Y E E E E G D S A V K B
T I A D B T S T P O O K Z V O
I S C M G A A T S K L O C S D
A E E X G G W M U L C R W U M
L S D E G A T N A V D A X J M
R O L L I N G X Z M S I B U C
```

ADVANTAGED	FOAMIEST	RACES
AMATEUR	GIDDY	ROLLING
BACKPEDALS	JEJUNE	TORTOISE
BUZZED	KEYPUNCHED	WOODCUTTING
CARAPACE	LOGGERHEADS	
CASKETS	MARTIAL	
CHASTEST	MUCKS	
CUBISM	PRECISES	

Assorted Words 60

```
B  P  I  H  S  N  A  I  C  I  S  U  M  P  D
P  J  C  I  T  E  R  A  T  E  S  D  E  R  I
R  X  A  T  T  E  N  U  A  T  E  S  E  E  S
F  Q  H  V  E  V  Z  B  N  D  L  Q  Q  S  C
I  X  B  Z  A  R  E  I  Z  Z  A  J  U  S  H
F  O  O  T  B  R  I  D  G  E  F  A  A  U  A
L  E  N  G  T  H  I  L  Y  R  O  F  L  R  R
D  E  V  O  R  T  S  C  G  F  E  L  I  I  G
S  N  H  E  S  R  E  V  I  N  U  N  Z  Z  I
E  L  A  E  C  N  A  D  I  O  V  A  E  E  N
W  I  P  L  I  V  E  N  E  D  U  E  R  D  G
U  T  P  X  P  K  P  U  R  S  E  S  S  O  H
C  T  I  R  J  U  O  G  R  I  Z  Z  L  Y  V
M  L  E  C  N  A  Y  O  B  M  A  L  F  Y  W
D  E  R  B  N  I  F  Z  B  T  M  N  E  T  L
```

ATTENUATES	FOOTBRIDGE	LIVENED
AVARICIOUSLY	GRIZZLY	MUSICIANSHIP
AVOIDANCE	HAPPIER	PRESSURIZED
BOOKIE	INBRED	PURSES
DISCHARGING	ITERATES	STROVE
ENERGIZE	JAZZIER	UNIVERSE
EQUALIZERS	LENGTHILY	UPLAND
FLAMBOYANCE	LITTLE	

Assorted Words 61

```
T T G H G R I S L I E S T R U
J W D R E A D F U L L Y A H O
N K I E E T T E U O R I P Y X
O O A N I A N X Y J L T P S C
N C H C K R Y P U R L Y O T M
S C M M S L C O R L A G I E A
C L Y F D O E S C I W U N R R
H U A C O L L E C T O R T I I
E S U I S B L D T M F K E C N
D I T N R D I U I H S R E A A
U O O N C E S E B E S D F L D
L N S J Z M T L H I R N K I E
E L F N K O S R O J N D D K P
D M X C G E N E A L O G I S T
J D E R E D N U O L F E G A G
```

ACTUARY

APPOINTEE

ARTERIAL

AUTOS

CELLISTS

COLLECTOR

CRIED

DREADFULLY

EXPOSED

FLOUNDERED

GENEALOGIST

GRISLIEST

HYSTERICAL

LUBING

MARINADE

NONSCHEDULED

OCCLUSION

PIROUETTE

SOLDIER

TWINKLE

Assorted Words 62

```
S H I N N E D G B D T D D J A
M E R R I E S T U E C F A T R
S Z V V P L A G I A R I Z E S
C F S A Z V R A G T V D U R T
H S R A N O H Z S H G A D M U
O H L D I G R L Y L O H O S R
O D G I I P E B F I A S W D N
L X E R V S O L R E U V S F E
M S P T A E L C I R M D E E R
A G W K E H D O U S G H D O S
S V W S B R O E C N T K Y K C
T E U X K B A R B A R I T Y N
E W N B G Q S L V S T O C Y Q
R S O L O I S T C K D E C M I
S E N I L N I A M E T F D Q N
```

BARBARITY	EVANGELISTIC	SOLOIST
BEDEVILS	GUAVA	TERMS
CLARETED	HOSSES	TURNER
COEVAL	MAINLINES	
CORNUCOPIAS	MERRIEST	
DEATHLIER	PLAGIARIZES	
DISLOCATED	SCHOOLMASTERS	
DOWSED	SHINNED	

Assorted Words 63

```
D E S R E P S R E T N I A T B
Z E Y C J L G E X G E F L I I
S R E Y A P R U S A B L E D L
A A Y C U N A H B S O R D B L
A T S T M K N X G K E V G I F
D P T C I T D E N W V N E T O
M B P R I L M M D P V M R S L
I E N O I T A T L U X E E A D
R T L I I B S T E U S C D M H
D U O O N U O I K H E F P I
P O P M D L T T N P C A P A U
Z H S I V I R M I G S A T N M
P C S Y L S C U E O O O P S V
P A P R I K A S P N N R H V K
K W I N T E R M E N T S P I Q
```

APPOINTMENT	INTERSPERSED	SAMPANS
ATTRIBUTION	LEDGERED	SCANNED
BILLFOLD	MELODICS	TIDBITS
EXULTATION	PACKET	USABLE
GRANDMAS	PAPRIKA	
HARNESSES	PAYERS	
HOSPITALITY	PROGNOSTICS	
INTERMENTS	PURLOIN	

Assorted Words 64

```
L K C A P K C A B Q E X O V V
R E S G N I K C A P A Y E E V
P E T A U T C U L F R A D R R
D A N S L G H M H J T K S I Q
S E D N A I N E J I H K P T H
M F L A U P S I M R I E R A R
A L V L S R D P P S E D E B R
T A P H E H D E E P R G E L F
T U C O A B B A R D A E D E U
E T B V G S G O O U S L O O A
R I Y L T E W N A R N D S G C
I S T S N O I T A R B I L A C
N T C Q P S U M M E D N L S E
G S F B G O V E R N I N G C P
S N A V I G A B I L I T Y P T
```

ACCEPT	FLAUTISTS	ROADRUNNER
ANTHEMS	FLUCTUATE	SLAPPING
BACKPACK	GOVERNING	SMATTERINGS
BELLED	INURED	SPREED
CALIBRATIONS	LISPED	SUMMED
CODGER	NAVIGABILITY	VERITABLE
DASHBOARD	PACKING	WETLY
EARTHIER	PASTEL	YAKKED

Assorted Words 65

```
G I N C E S T D E Y E S O M I
L N Z X O N E Y L L A N G I S
U P I O X O O P A Y L O A D S
N V E T A H P I G N I R A O S
C D G L T N F E S C A L I N G
H R E B B U L B R S T F A R G
E G E N W A B E J A E V T J T
O Y T Z O S H X N B T R D G U
N A N P O I I S N I U I P V A
E C D J K O T D A Z E K V E G
T D Q E E J B C K W G N L E D
T R U R R B S M U L A T T O S
E E E X N O L H T A I B S L D
S E S A E L B U S N I X O T Y
U I N H Y D R O T H E R A P Y
```

AUCTIONED	EXUDE	PAYLOADS
BIATHLON	GRAFTS	SCALING
BLUBBER	HYDROTHERAPY	SIGNALLY
BOOZER	INCEST	SOARING
BORED	LENIENTLY	SUBLEASES
BUTTING	LUNCHEONETTES	TOXIN
COOPERATIVES	MOSEYED	WASHABLE
DEPRESSION	MULATTO	

Assorted Words 66

```
I N E S T I M A B L Y Q R B L
I N S N D I S C U S S E S I Z
C A L C I F Y I N G L O K R I
T A P P A L S E N A T O R K L
A T X S X C A B B E D Z P E L
O L D I D D V K Y J P K K C U
M A A E X N E V L J I G J L M
I A C C R O A L C A D U C E I
D D V H I E X S F I I U I C N
S A Y A U T H O R I Z E S T A
U L B X E C S P R E R Y I I T
M A D Y S T K Y I U P T W C I
M J O I N E R S M C A M B S O
E X E R T S L L A B E S A B N
R L I F E S T Y L E S D O R P
```

ALKALINE	CHUCK	LIFESTYLES
AMPERSANDS	CIPHERED	MIDSUMMER
APPAL	DISCUSSES	MYSTICAL
AUTHORIZES	ECLECTICS	PRODS
BASEBALLS	EXERTS	SENATOR
CABBED	ILLUMINATION	TRIFLED
CADUCEI	INESTIMABLY	
CALCIFYING	JOINERS	

Assorted Words 67

```
N C Z E I M S I T O I R T A P
P O D C C B G S I D E S I O P
U M S A O I N A U O B A R A M
S P U H E B U A R O H F M H A
T L I K O H F L R N M H D Q T
U A T Q V B E T S R I A W G Z
L I I T Y O G L S H O S F F O
E N N Z L R C O K E O W H N S
M I G V K R L L B C I T E E I
Y N A P M O C A N L U Z E D D
A G X W J W U L V E I N Z L X
R B I N G E I N G A D N K U S
A R K C U R T S Z K C R S L F
Y W L O P S I D E D Y H A Z N
M O I S T U R I Z E R Z A G H
```

BINGEING	HOBGOBLINS	NARROWED
BORROWERS	HOTELS	PATRIOTISM
CAVALRY	INFAMOUS	POISED
COMPANY	KNUCKLEHEAD	PUSTULE
COMPLAINING	LOPSIDED	SLUICE
FUZZIEST	MARABOU	STRUCK
GARDEN	MATZOS	SUITING
GARNISHED	MOISTURIZER	

Assorted Words 68

```
F  G  R  U  D  G  E  S  L  E  X  I  P  C  H
M  S  V  R  C  I  R  I  D  E  S  C  E  N  T
M  A  E  S  D  O  S  E  D  T  H  R  O  W  N
U  L  N  I  E  G  P  I  S  E  L  Q  S  I  W
L  P  G  A  G  N  I  G  N  I  R  F  N  I
Y  A  U  N  E  O  A  I  N  Y  Y  K  L  S  X
D  L  R  K  I  S  L  N  T  G  H  Q  S  E  E
E  A  E  O  I  N  T  O  O  O  S  H  S  C  H
C  L  I  S  T  N  I  H  E  S  U  M  R  T  V
R  R  B  R  O  C  G  O  E  D  R  Q  O  I  E
Y  C  E  A  Y  R  E  O  J  T  I  E  S  C  T
I  E  O  H  I  M  O  P  W  D  I  B  P  I  J
N  I  T  H  S  M  P  M  K  N  A  C  V  D  M
G  N  I  H  I  U  A  M  R  P  E  S  Z  E  I
N  B  B  O  O  T  L  E  G  G  E  R  S  S  C
```

ADJOINING	IDEOLOGIES	OWNER
AMIABLE	INFRINGING	PECTORAL
ANAESTHETIC	INSECTICIDES	PERSONAGES
BOOTLEGGERS	IRIDESCENT	PIXELS
COPINGS	LUSHER	PUKING
DECRYING	MISQUOTING	SKIED
DOSED	MOROSELY	THROWN
GRUDGES	MYRIAD	

Assorted Words 69

```
S  R  E  M  U  N  E  R  A  T  I  O  N  C  C
T  A  N  N  I  N  S  H  G  I  H  H  J  B  B
E  X  P  O  R  T  I  N  G  N  I  L  I  A  T
O  W  B  Q  S  C  I  M  R  E  D  O  P  Y  H
K  T  E  F  R  Y  S  D  R  A  W  E  T  S  O
S  R  E  L  T  N  A  N  T  H  E  R  Y  J  B
S  T  A  G  E  R  E  W  I  R  I  N  G  C  J
N  R  S  M  O  V  G  H  Y  O  P  Y  M  N  E
P  E  G  A  R  D  I  C  K  E  R  E  D  O  C
C  T  J  P  F  A  B  L  A  H  L  C  N  N  T
P  O  L  L  U  T  E  S  O  Y  H  L  W  S  I
Y  X  Z  R  S  S  E  L  T  O  O  R  A  E  V
B  E  F  I  T  T  I  N  G  F  R  X  Z  N  E
O  M  A  L  L  E  A  B  I  L  I  T  Y  S  X
A  A  E  G  Y  M  E  S  M  E  R  I  Z  E  S
```

ALLEYWAYS	FASTS	POLLUTES
ANTHER	HIGHS	REMUNERATION
ANTLERS	HYPODERMIC	REWIRING
BEFITTING	MALLEABILITY	ROOTLESS
DICKERED	MESMERIZES	STEWARDS
EARMARK	NONSENSE	TAILING
EARNS	OBJECTIVE	TANNIN
EXPORTING	OLIVE	

Assorted Words 70

S U R F S H P O S S I B L E S
M S P K H N O E S L U F T O P
U U L X K H O P R P U V L A T
R E Z A W S U I E T O F P X T
D E T I C X E M T F I O M P G
P Y T G G I P T I C U N K F J
O R P S G W L U A L E L E E K
L O W O A K B E R N I R S N D
A L O N R M R U G P I A I G T
R L P D P T U S O N L C T D W
I B Q R E R N K P N A E S E H
Z A G A E M T E I U V V R A S
E C C M D E I T N E I N E L F
S K C I R S N A E Q X C T T T
P U N W O R G S D Y D N A H S

AIMED	HOPEFULS	POTFULS
BRUNTING	HUMILIATES	PREENS
DIRECTIONS	LENIENT	PURPLER
ENTROPY	MASTER	ROLLBACK
EVANGELICALS	OPINED	SHANDY
EXCITED	PERTINENT	SPOOKED
FASCINATES	POLARIZES	SURFS
GROWNUP	POSSIBLES	

Assorted Words 71

```
S V A W G D S R E M O N S I M
G R I N D E R S H W W B A X L
P A B D D H Y I S I C K E N S
V H I N N Y P W L M R V A E Y
K A L P F D V N C L P E E N Q
M S L V Z R E L I V E O S O I
E S B Q X A R S Z M J D D B S
A L O Y L T N E L A V I U Q E
B E A U T I F U L E S T G A C
G S R I K O D E R E S T O R E
T E D Z W N F O R M U L A V C
P T S E T S E F F I T S T O R
R E I F R U C S K F A W S C E
P S E H S I R E P H A G E F I
U P A R A P H R A S E D R B D
```

BEAUTIFULEST	GOATS	SCURFIER
BILLBOARDS	GRINDERS	SICKENS
DAFFODIL	HASSLES	STIFFEST
DEHYDRATION	HIRES	
DRILLED	MISNOMERS	
EQUIVALENTLY	PARAPHRASED	
EVILER	PERISHES	
FORMULA	RESTORE	

Assorted Words 72

```
C  T  Y  A  C  D  R  E  D  W  O  P  N  U  G
M  L  I  S  H  U  V  E  N  O  D  S  I  M  D
S  C  W  N  J  M  F  I  I  B  W  T  D  I  T
G  S  C  S  N  C  I  D  E  L  A  U  Q  E  T
E  N  E  O  T  I  G  F  C  O  B  M  Z  T  S
S  Q  I  N  N  C  N  J  O  W  O  B  V  D  H
D  N  U  T  K  F  I  G  L  Z  E  M  U  E  L
J  E  I  A  A  N  L  D  L  I  E  D  S  B  O
A  A  S  C  L  L  A  I  E  E  X  E  A  T  W
E  M  N  L  K  I  P  R  C  R  I  A  S  O  L
V  I  E  U  U  E  Z  T  T  T  L  F  H  U  I
K  L  O  A  V  P  R  E  O  X  I  E  A  G  N
G  H  J  A  N  Q  M  O  R  Q  N  N  Y  H  E
E  S  L  U  F  T  S  I  F  V  G  S  G  E  S
L  A  B  O  R  A  T  O  R  I  E  S  E  R  S
```

BLOWZIER	EXILING	PLATING
BUBBLIER	FISTFULS	RANKNESS
COLLECTOR	GUNPOWDER	SASHAY
CONFLICTING	IMPULSED	SNICKER
DEAFEN	LABORATORIES	TINNING
EDICTS	LOWLINESS	TOUGHER
EQUALED	MEANT	
EQUALIZER	MISDONE	

Assorted Words 73

```
D E H S I U G N I T X E N B S
Y I T S E I R E W O L F Z B E
C D S P I H S R E L A E D G E
T O E A G T S E M R I F S U P
S C D P D N G N I L D N U B I
P N M F R V I X Q B A O I X N
H I O R I O A N X L B F N S G
A C N I E S G N I O X O G N E
R K O W T D H R T C U D B A X
M J T W H A U E A A L I I K T
A B H R R E N R S M G A I I R
C V E O I Y E A T S M E C E U
I W I S Z O L L M N F E S R D
E X S M E I S Y S E I W D O E
S Q T S R E K R O W O T U A S
```

ABDUCT	DISADVANTAGE	PHARMACIES
AUTOWORKERS	EMANATIONS	PINWHEELS
BOBBIES	EXTINGUISHED	SEEPING
BUNDLING	EXTRUDES	SNAKIER
CALCINING	FIRMEST	SUING
CODFISHES	FLOWERIEST	TRIOS
DEALERSHIPS	INTRUDER	WRYLY
DEPROGRAMMED	MONOTHEIST	

Assorted Words 74

```
I  T  R  E  V  U  E  N  A  M  T  U  O  S  K
I  L  Q  W  R  G  S  O  S  O  U  T  R  I  V
D  M  E  J  X  S  N  I  A  R  T  S  E  R  G
L  S  A  V  G  V  H  I  E  L  T  T  U  C  S
Y  H  R  L  A  S  V  A  R  D  E  U  G  O  V
F  M  T  O  F  G  E  T  M  A  P  L  H  D  Q
D  G  I  T  U  E  G  S  C  A  C  O  U  N  T
R  E  N  N  S  N  A  I  U  U  N  T  I  Y  W
S  O  N  I  I  E  D  S  K  O  D  K  T  U  O
S  L  F  O  S  S  I  S  A  S  H  E  B  F  O
E  K  A  R  M  P  C  T  Z  N  E  D  D  K  D
T  R  U  C  G  R  A  U  T  R  C  G  A  D  I
N  X  S  L  S  T  E  L  L  E  P  E  D  O  E
I  S  C  H  L  A  V  S  E  E  P  D  Z  U  R
H  W  T  F  P  S  R  A  G  R  S  D  P  S  F
```

CARING	OUTMANEUVER	SCUTTLE
COUNT	PELLETS	SERMONED
DEDUCT	PETTIEST	SHAMAN
EDGED	RASCALS	SKULLS
FUDGES	RELAPSING	VIRTUOSOS
GAVEL	RESTRAINS	VOGUED
MALFEASANCE	ROADHOUSES	WOODIER
MINISCULES	ROUNDS	

Assorted Words 75

```
G H J L W S G N I H C T E S E
L R D E A S T B O U N D A H X
B O J E L C D I P V C C A E P
T N S Y R B Q E F E F A Y E R
J Y O S C E A U R S E B Q R E
D B L I E N T C E U I Z R I S
L E M T T I E R I R J M R N S
I S L S N N T V A P O N I G I
T T E E N E E I L H S X O L V
T R W I C M D T C O C E N C E
O A O S T T U U T A S D D K L
R D U U D H A T P A P N G M Y
A D N R H I G B U M U A I W K
L L D S V Y M I L A I Y C M G
S E S O I U L A N E I S T A X
```

AMIDS	EASTBOUND	NIGHTIE
ATTENTION	ETCHING	SHEERING
AUTUMNS	EXPRESSIVELY	STRADDLE
CAPACITIES	IMPUDENTLY	WOUNDS
CHARTERED	INSOLVENCY	
CONJURED	LACQUER	
DELECTABLE	LITTORALS	
DESPICABLE	MISFITS	

Assorted Words 76

```
F  L  F  S  R  O  T  A  M  I  T  S  E  P  K
J  J  L  D  E  T  P  U  R  S  I  D  I  E  N
B  R  U  R  E  I  P  D  U  B  E  S  O  R  D
G  R  K  U  O  K  T  S  E  I  H  S  U  M  I
O  N  E  R  W  A  O  S  Y  M  V  O  M  E  N
L  A  I  F  P  P  C  R  U  C  W  G  A  A  T
Y  I  D  D  R  P  M  H  T  R  H  C  N  T  E
T  S  P  M  N  E  E  Y  E  S  C  E  I  E  R
S  Y  Q  R  I  A  F  R  L  S  K  Z  A  D  V
W  N  K  O  E  R  T  F  U  I  J  C  C  K  I
F  O  O  V  D  A  A  S  U  T  P  D  A  N  E
S  W  R  S  G  N  D  T  E  B  S  M  L  B  W
P  R  F  D  R  C  T  T  I  E  S  I  U  A  E
G  W  K  W  Y  E  I  M  R  O  R  U  O  R  E
R  A  L  A  C  S  P  Z  N  X  N  F  L  M  G
```

ADMIRATION	FREESTANDING	PERSON
APPEARANCES	GRUMPILY	PSYCHE
BACKSTROKE	INTERVIEWEE	ROACHES
BUFFER	LIPREAD	ROSEBUD
CRUSTIES	MANIACAL	SCALAR
DISRUPTED	MOISTURE	WORDY
ESTIMATORS	MUSHIEST	
FLUKE	PERMEATED	

Assorted Words 77

```
A Z D E D N U O R G E R O F R
N C D E C E P T I V E L Y F W
Y P C I T S I E H T A C E N O
B L U R S I M P A N E L L E D
O J G N E D S B S A S O U P S
O D C N J D I O N E E I X I S
M Y E R I B I D P N O U N S I
S E Y L A G C T Y M N A D T M
D S N K L N A O A T O P J O M
A C U E O I K R L T A C O L I
L W Y I M H K I U L I K M A G
T D E L E E R S N O E O L R R
E G N I R A E D N E C C N I A
S P I N E J B R Z T S N T E T
S L L A C S I M F A H S E S E
```

ACCREDITATION	ENCOURAGINGLY	KATYDIDS
ATHEISTIC	ENDEARING	MISCALLS
BLURS	EPISTOLARIES	NOUNS
BOOMS	ESPIED	REELED
COLLECTS	FOREGROUNDED	SKILLED
COMPOSITE	FREEMEN	SOUPS
CRANKINESS	IMMIGRATE	SPINE
DECEPTIVELY	IMPANELLED	

Assorted Words 78

```
B  U  N  T  P  I  R  T  S  T  U  O  K  Y  N
G  G  A  M  B  I  T  L  J  S  E  P  D  D  E
F  N  N  T  D  X  T  C  U  M  A  T  I  N  G
O  D  I  I  S  L  R  E  P  E  L  A  S  Z  A
V  E  D  T  M  E  O  Y  J  H  L  R  T  V  T
E  F  L  E  I  O  P  C  F  F  T  E  R  Z  I
R  O  B  C  L  U  R  P  S  N  R  T  U  S  V
A  R  B  R  E  A  C  H  I  N  G  O  S  C  I
C  E  S  O  V  E  E  R  C  H  R  U  T  U  T
H  S  E  C  A  R  N  P  I  A  G  C  I  R  Y
I  T  E  U  Y  C  R  E  P  C  H  H  N  R  J
E  S  D  S  G  N  I  Y  R  A  V  I  G  I  X
V  T  E  E  T  A  N  I  D  R  O  N  I  E  A
E  R  D  S  T  N  A  N  N  E  P  G  T  D  R
R  G  N  I  Y  L  P  P  A  S  I  M  V  A  Z
```

APPEALED	HIPPEST	REPEL
BREACHING	INORDINATE	RETOUCHING
CHROMING	MATING	SCOLD
CIRCUITING	MISAPPLYING	SCURRIED
CROCUSES	NEGATIVITY	SEEDED
DEFORESTS	OUTSTRIPT	VARYING
DISTRUSTING	OVERACHIEVER	
GAMBIT	PENNANTS	

Assorted Words 79

```
R  H  Y  D  E  Z  I  T  I  S  N  E  S  E  D
A  O  T  L  D  A  Q  L  B  G  Y  I  W  U  R
S  C  T  R  S  E  C  U  D  N  I  L  B  A  E
K  N  K  U  I  U  Z  B  O  P  T  M  X  A  A
R  D  E  P  N  B  O  T  R  I  X  S  V  A  M
E  G  P  G  H  D  E  M  I  T  S  I  M  L  L
M  P  N  P  I  Z  S  R  O  L  W  O  D  I  A
O  P  A  I  N  T  E  R  S  N  B  U  L  Q  N
V  Q  E  R  N  E  N  B  U  C  O  L  I  C  D
E  I  X  P  E  I  M  A  F  M  Z  T  P  S  K
R  P  H  D  U  S  A  E  D  S  V  N  U  W  Q
S  O  G  J  C  O  N  T  R  I  V  E  S  A  M
P  O  S  H  I  N  G  Q  P  I  I  B  P  R  T
F  O  R  E  W  O  R  D  D  A  E  K  C  M  I
S  L  E  E  T  I  E  R  U  S  C  S  J  S  W
```

ANTIGENS	EMERIES	REMOVERS
AUTONOMOUSLY	FOREWORD	ROTUNDS
BLITZED	INDUCE	SERAPE
BUCOLIC	LAXLY	SLEETIER
CAPTAINING	MISTIMED	SWARMS
CONTRIVES	PAINTERS	
DESENSITIZED	POSHING	
DREAMLAND	REBIRTH	

Assorted Words 80

```
E  E  T  A  I  C  I  F  F  O  L  H  P  D  B
C  D  F  G  N  I  M  A  L  B  V  U  W  H  E
G  Y  Y  H  S  C  E  B  N  A  V  M  H  Q  C
H  P  O  C  N  T  H  O  J  A  U  A  T  U  B
A  Y  L  B  A  D  I  O  V  A  L  N  C  A  S
N  V  E  U  M  M  E  M  R  H  E  I  T  K  M
D  T  Y  T  V  O  O  T  E  M  V  Z  A  E  I
S  Y  L  I  A  G  T  L  S  Z  E  E  M  D  D
O  C  X  P  R  R  R  J  P  A  L  N  E  G  G
M  V  O  C  E  S  C  B  R  I  E  L  R  L  I
E  F  G  N  I  K  A  E  R  F  D  R  S  X  N
S  P  A  S  S  E  L  S  X  G  F  O  B  P  F
T  N  E  M  T  G  N  I  R  E  T  T  A  H  C
I  G  A  L  L  E  O  N  S  L  U  G  G  E  D
G  Q  A  L  Q  G  N  I  L  I  A  F  B  D  W
```

ANCHORMEN	FAILING	LUGGED
AVOIDABLY	FLAUNTED	OFFICIATE
BLAMING	FREAKING	PASSELS
BREASTED	GAILY	QUAKED
CHATTERING	GALLEONS	SMIDGIN
DIPLOMACY	HANDSOMEST	TAMERS
EMITS	HUMANIZE	TOMBOY
EXECRATE	LEVELED	

Assorted Words 81

```
R  U  C  V  P  R  I  O  R  S  S  W  L  F  R
H  M  S  V  R  O  Z  M  D  R  E  K  A  U  Q
W  E  E  T  A  I  T  I  P  O  R  P  N  J  D
H  K  I  S  N  C  Z  C  X  E  J  M  I  O  B
H  S  U  G  B  E  E  O  C  S  L  Y  E  M  R
K  L  S  F  H  U  I  A  N  I  H  L  G  B  E
G  O  O  E  T  T  R  R  G  O  R  G  E  U  D
A  S  R  A  N  Y  S  S  O  Y  T  C  N  D  U
D  H  T  P  K  N  D  E  T  S  E  V  O  S  C
U  E  E  Q  M  O  A  N  L  I  X  V  M  M  T
E  S  R  F  I  L  L  E  R  A  N  F  E  E  I
L  I  A  T  E  V  O  D  M  Q  N  G  T  N  O
S  R  E  N  N  A  L  P  Q  I  X  M  Z  G  N
F  F  A  S  T  I  D  I  O  U  S  L  Y  H  S
P  H  E  N  O  M  E  N  O  N  S  D  L  H  E
```

BURSTING	HEIGHTS	PRIORS
COARSENED	HYMNAL	PROPITIATE
DOVETAIL	IMPELLED	QUAKE
DUELS	MEANNESS	REDUCTIONS
FASTIDIOUSLY	OMBUDSMEN	SLOSHES
FILLER	ORIENTS	SORTER
GENOME	PHENOMENONS	VESTED
GORGE	PLANNERS	

Assorted Words 82

```
K E D O N C O M I N G L K E R
D Z G N I R A D N E L A C S A
E R E L B B I R C S J W H U G
X L O U S I N G O S J Q A N A
P R P G K Y O R Y L D P U R M
L E H H O M L Z T L E K V I U
A M Y T M I B N O K M R I S F
N A S E S S O L A D R R N E F
A T I M N R E D E M O N I C I
T C C U S U R P E R U J S F N
I H S S E L I T N U L H M O X
O E X T S E F I R V G D N F O
N S S R E D N E V O R P R F P
S R O T U C E S R E P B M F J
Y T I L I B A B O R P M I Y X
```

CALENDARING	IMPROBABILITY	REMATCHES
CAROLER	LOSSES	RIFEST
CHAUVINISM	LOUSING	SCRIBBLER
DEMONIC	MISRULED	SUNRISE
EXPLANATION	ONCOMING	UNTILES
FIRMLY	PERSECUTORS	USURPER
GEOPHYSICS	PROVENDERS	
HUMANLY	RAGAMUFFIN	

Assorted Words 83

```
Y J Y Z D G S H G I E W T U O
S F L L B E S A C R I S T A N
I E I K L Y V G H Z Y A R A T
N I S R S A A A O H U V I U R
D N Y S T E C L R V C E C N U
E C N J E S T I E V C R E W C
C A C X Z T E A T B A G P O U
I R O C B H N I I E V L S U L
S C P G B G D A T N H S E N E
I E A U Z L E O I F M T S D N
V R T H U M P E D G O U A P T
E A I Y T I L I N E S L L P V
L T N C O L O N I A L S L A A
Y E G P C K Y L R E T S A E C
L S P E A K I N G N I G N I T
```

APATHETICALLY	INCARCERATE	SPEAKING
BELAY	INDECISIVELY	SYNCOPATING
CALUMNIATES	LOFTIEST	THUMPED
CHORE	OUTWEIGHS	TINGING
COLONIALS	RAVED	TRICEPSES
DEPLOY	SACRISTAN	TRUCULENT
EASTERLY	SAVER	UNWOUND
GIANTESSES	SENILITY	YUCCA

Assorted Words 84

```
E  A  I  B  I  T  X  S  T  U  N  N  I  N  G
E  V  I  B  W  S  T  I  D  E  R  C  N  R  J
S  C  A  M  R  A  T  W  F  S  O  G  E  U  H
D  Y  M  O  T  I  O  N  S  F  R  P  R  B  X
D  E  M  M  U  C  S  M  K  L  A  O  V  B  F
Y  G  P  A  Q  Q  N  E  A  D  E  Z  O  I  O
P  C  N  E  C  O  N  T  I  G  U  O  U  S  M
A  R  A  I  N  E  F  A  E  D  W  D  S  H  E
Z  J  Y  R  D  D  S  E  L  P  R  U  P  G  D
K  Y  D  I  E  N  E  U  K  R  Z  I  U  A  I
X  E  S  Y  N  M  A  N  B  T  A  U  B  R  C
M  P  B  E  V  G  U  M  C  A  Y  H  C  B  A
D  E  H  C  N  Y  S  N  E  Y  S  P  P  L  L
Y  X  U  N  F  R  A  T  E  R  N  I  Z  E  S
F  N  B  P  R  E  P  P  I  E  S  T  D  D  X
```

AFFIX	GARBLED	REMANDING
BIRDIES	MEDICALS	RUBBISH
CONTIGUOUS	MOTIONS	SCUMMED
CREDITS	NERVOUS	STUNNING
DEAFEN	NUMERACY	SYNCHED
DEPENDENCY	PREPPIEST	TARMACS
DISABUSE	PRYING	TIBIAE
FRATERNIZES	PURPLE	

Assorted Words 85

```
A I S D E T A R G I M M I P S
S N E A T N A G I T I L E R O
B S H D T S H A M B L E Z O V
O C S M E U E A R C D I F C E
U R O X U Z R I N W H K Z E R
T I K L M F Z A N C M S U S E
L B T I O J O U T E E K U S I
I E V Y H N A G B E E M P I G
V D D E L V I N G R D T E O N
E Y Y I X T N A N I M O D N S
S S W V X P N T L G N I R I T
E M I S N O M E R K H G L N N
P W S C R I P T U R E X Q G L
V S E I F F I P S L E X S W D
Y L E V I T I S O P F F M F R
```

BUZZED	INSCRIBED	SCRIPTURE
COLONIAL	LITIGANT	SHAMBLE
DELVING	MISNOMER	SOVEREIGN
DOMINANT	OUTLIVES	SPIFFIES
ENHANCEMENT	OXIDE	TEENIEST
FLUENTLY	POSITIVELY	TIRING
FOGGING	PROCESSIONING	
IMMIGRATE	SATURATED	

Assorted Words 86

```
U  E  C  G  P  S  E  L  A  N  O  I  T  A  R
T  E  M  A  N  U  M  I  T  T  I  N  G  O  T
R  R  R  I  S  G  N  I  D  O  B  E  R  O  F
I  E  E  G  C  C  D  N  I  T  A  S  J  A  B
T  A  G  O  L  O  A  E  T  H  A  A  B  Z  S
E  D  U  U  S  L  N  D  G  Q  V  M  Z  N  Z
S  I  L  T  K  K  U  O  I  D  W  P  A  T  Q
X  E  A  I  U  I  C  K  C  N  I  E  F  L  H
S  R  T  E  Q  S  N  A  S  L  G  R  K  V  L
P  E  E  S  C  R  B  D  S  B  A  E  B  L  E
A  O  S  T  I  K  X  U  N  N  M  S  N  A  W
N  F  D  I  P  T  Z  I  N  E  A  U  T  L  S
N  J  V  Y  N  U  R  Y  O  S  S  R  N  I  J
E  G  E  N  O  I  T  A  N  G  I  S  E  D  C
R  O  P  I  T  I  F  U  L  L  E  S  T  M  X
```

ABRIDGED	ICONOCLASTIC	READIER
AMPERES	KINDNESS	REGULATES
ARTISTES	LLAMA	SATIN
CASCADING	MANUMITTING	SNUBS
DESIGNATION	NUMBSKULL	SPANNER
FINISES	PITIFULLEST	TRITE
FOREBODINGS	RANSACKS	
GOUTIEST	RATIONALES	

Assorted Words 87

```
C U U L O B S T E R I N G D B
D E H S I B B U R U G D H R I
D E S A B E E R F H S R E A T
E M U C O S I G N E R H E Q U
L R E S E M B L E A R X N Y M
P G N I S O O L O Q T H J X I
M V E N O U S S A O P N H B N
U E R U T A M R A N C I D E O
H I C R L O M U M M I F Y T U
J H P N N X T P H N D G F R S
H E E H A W I N G E Z W G A I
Q Q N Z I V W X X L H S R Y S
Z S E A L S D L E I F R I A C
O G S U S S L A I R U B B L L
L A C O G P E R O X I D E S V
```

ADVANCE	FREEBASED	PEROXIDES
AIRFIELDS	HEEHAWING	RANCID
ARMATURE	HUMUS	RESEMBLE
BETRAYALS	LOBSTERING	RUBBISHED
BITUMINOUS	LOOSING	VENOUS
BURIALS	MUMMIFY	
COOLIE	NAILS	
COSIGNER	PENES	

Assorted Words 88

```
S  G  N  I  R  E  T  L  A  F  L  Q  G  S  O
L  E  W  A  M  L  E  A  F  L  E  T  E  D  T
F  A  A  H  K  D  E  T  N  I  R  P  M  I  I
O  S  Y  Y  G  T  S  I  Y  B  B  O  H  S  N
S  P  U  O  A  S  F  A  L  L  A  C  Y  R  G
S  E  R  O  U  T  B  V  Y  F  A  U  S  E  E
I  R  A  C  L  T  O  Z  H  B  J  I  I  S  S
L  S  M  R  J  U  N  L  V  B  Y  S  D  P  B
I  I  R  O  C  E  D  Y  L  E  B  I  L  E  E
Z  M  O  W  R  Q  A  E  M  A  U  N  I  C  E
E  M  D  N  M  I  G  X  S  R  H  E  N  T  P
T  O  S  E  R  L  E  K  Q  D  R  S  G  E  E
W  N  I  D  O  E  S  T  S  E  R  O  F  D  R
O  V  Q  C  P  A  S  S  I  V  I  T  Y  H  U
M  L  H  H  E  M  S  T  I  T  C  H  I  N  G
```

AYATOLLAHS	FALTERINGS	PASSIVITY
BEARD	FORESTS	PERSIMMON
BEEPER	FOSSILIZE	RAMRODS
BONDAGE	HEMSTITCHING	SEDULOUS
CROWNED	HOBBYIST	SIDLING
CUISINES	IMPRINTED	TINGES
DISRESPECTED	LAYOUT	
FALLACY	LEAFLETED	

Assorted Words 89

```
S A I D V D G T R A M P L E D
P F M N P I E N U K E S A M N
O R W L D R S D I R W I K S L
O T O J A C E A N N F B F T X
N M U P B C B C G A R V I A W
B D T R A E I B I E R E K K H
I D B Y B N L M O S O B V E A
L X I X W R E I E N I B Y O Z
L E D U C A B L E L K O Y U G
S E A G O I N G Q V O E N T M
T P F C B S C R A P E P R S M
U P H O L D S B U R L I E S T
R V R E K A E R B W A L U R C
Y L T N A N G I L A M B Q G B
D Y T N E I C I F F U S N I T
```

BELIEVE	LAWBREAKER	SEAGOING
BONKERS	MALIGNANTLY	SPOONBILLS
BOSOM	NUKES	STAKEOUTS
BRANDED	OUTBID	TRAMPLED
BURLIEST	POLEMICAL	UPHOLDS
EDUCABLE	PRECISION	VISAGE
GOVERNING	PROPANE	
INSUFFICIENT	SCRAPE	

Assorted Words 90

```
P U I N W S R G V Q C B V N X
A B R A K E M A N S U B C F B
R P B H G X S O B I E E Z H J
T R C R O O N E R S K R A T E
I O E P U O R T A T S C O S J
C T P I Z A C S V T S Y I P Y
U R S G Z R J O E D E G B L S
L A T E R E T A L O S I N A S
A C I X I O N G Y E J B V A S
T T G G A R D E N E D U V O J
E S H Y H D P P S I O E Q Y S
S H T R O E I O I H W X S P E
L K S P I R A L S J E A Z U L
X T D T S I P J E L L O R K M
G N I Y D D U R S N S R F D N
```

ABYSS	GARDENED	REORDER
ANGSTROMS	ISOLATE	RUDDYING
BRAKEMAN	JELLO	SLICKING
BRAVELY	MUSED	SOVIET
COLED	PARTICULATES	SPIRALS
CROONERS	PRIEST	SPORES
DOWELS	PROTRACTS	TIGHTS
DRAWING	QUEASY	TROUPE

Assorted Words 91

```
I Y H B H A M B U R G E R S I
S E T A R D Y H O W P X T R N
J X W M P V S K C Y U T O E A
N S L E E P I L Y R T R U N C
C O N F E D E R A C Y O R T C
A W L H U G E L Y A Q V N R E
T C O F F I N S L T V E E E S
K F S H T R A E H A B R Y A S
S E I B A B B U K L T S B T I
W N U R U B H Z S O Z I O E B
K G X T D L U C T G N O O D L
B I S H T A R W S E T N S N E
V N Y K M M F I E D L H T Z S
L E S T N E I R O S I D E Q E
N S Q H J R W M S D A Y R D R
```

ADRIFT	DISORIENTS	HYDRATES
APPELLATIONS	DRYADS	INACCESSIBLE
BABIES	ENGINES	SLEEPILY
BLAMER	ENTREATED	TOURNEY
BOOSTER	EXTROVERSION	WRATHS
CATALOGED	HAMBURGERS	
COFFINS	HEARTHS	
CONFEDERACY	HUGELY	

Assorted Words 92

```
H  P  U  D  E  R  E  B  M  U  N  E  R  F  M
S  D  R  Z  Q  P  N  E  P  S  A  W  D  T  G
E  R  E  E  S  S  E  N  I  T  S  A  T  R  T
Q  X  E  T  T  H  R  O  A  T  S  H  U  O  G
D  E  U  S  A  B  A  N  K  I  N  G  L  M
I  E  S  L  T  I  P  W  P  H  S  X  O  L  L
F  M  Z  E  T  O  L  O  Q  T  T  Y  B  O  E
F  P  E  I  C  A  I  K  C  C  E  B  U  P  S
U  J  S  V  S  I  T  R  C  S  D  E  I  R  P
S  O  A  Y  R  A  F  I  A  A  I  S  I  O  A
E  D  G  Z  C  E  T  F  O  H  L  P  P  D  N
N  K  H  F  C  H  S  N  O  N  C  B  E  I  G
E  X  E  C  S  D  I  E  A  W  T  B  H  G  L
S  E  I  B  W  E  N  C  R  F  R  C  J  A  E
S  D  E  M  Y  H  R  T  S  U  F  A  D  L  S
```

ASPEN	EXULTATION	RESERVE
ASSISTED	FANTASIZE	RHYMED
BANKING	NEWBIES	SPANGLES
BLACKLISTED	OFFICES	TASTINESS
CHARIOTEERS	PRIED	THROAT
DIFFUSENESS	PRODIGAL	TROLLOP
EPISCOPATE	PSYCHICS	
EXECS	RENUMBERED	

Assorted Words 93

```
G H Y J Q S P O I L S P O R T
J O P T U T P T S L U M M E D
M M O O T E D N Y O K G N I G
N O U M E R C E R I Z I N G M
F G R R O G N I H C N U A L Q
P E I A T T R A C T I V E L Y
H N N T S E I B B U R H S Z R
P E G D E O D O R I Z E R S O
S I M O S E V E E P S U B E Z
X T K M S T E X P L O D I N G
Z Y H R E E M B A L M I N G O
C T A H O D I A G N O S T I C
A S I N E W S O D O M Y N C Q
W I W O A S E N I T L A S G D
X N K X Y C A R C O E H T Z F
```

ATTRACTIVELY	HEMMED	SHRUBBIEST
BERTHED	HOMOGENEITY	SINEWS
DEODORIZERS	LAUNCHING	SLUMMED
DEPLOY	MERCERIZING	SODOMY
DIAGNOSTIC	PEEVES	SPOILSPORT
EMBALMING	POURING	THEOCRACY
EXPLODING	REWORK	ZEBUS
GINGKO	SALTINES	

Assorted Words 94

```
M  N  O  I  T  A  L  U  S  P  A  C  N  E  L
A  E  A  M  Y  R  E  B  U  F  F  I  N  G  Y
R  Z  Z  G  P  A  P  E  R  G  I  R  L  V  M
Q  G  K  I  N  R  M  E  L  A  N  G  E  V  D
U  Z  N  K  R  I  E  Q  U  I  N  O  X  E  S
E  R  D  I  Y  A  T  Z  G  H  J  D  B  D  A
E  I  E  H  H  D  L  A  I  O  Q  X  I  O  U
S  W  M  T  I  S  D  G  E  N  S  M  A  E  B
L  I  J  U  T  P  A  A  R  N  O  X  M  C  S
D  T  R  X  Q  A  P  W  P  U  I  I  V  A  W
Y  T  L  A  N  E  P  O  N  U  B  L  N  F  L
P  I  S  R  E  T  E  K  C  I  R  C  E  R  H
G  L  N  X  S  A  V  O  R  O  A  E  P  D  L
X  Y  Y  H  Y  D  R  O  T  H  E  R  A  P  Y
I  N  T  R  A  N  S  I  G  E  N  T  B  P  U
```

BEAMS	HIPPO	PATTER
BRAINWASHING	HYDROTHERAPY	PENALTY
BRANDIES	INTRANSIGENT	REBUFFING
BURGLARIZE	IONIZER	SAVOR
CRICKETERS	MARQUEES	WITTILY
DELINEATING	MELANGE	
ENCAPSULATION	PADDY	
EQUINOXES	PAPERGIRL	

Assorted Words 95

```
L  G  D  L  K  F  G  N  I  Y  V  N  E  M  S
K  Z  C  I  Q  O  R  T  H  O  P  E  D  I  C
D  C  K  L  P  R  O  V  I  D  E  R  N  S  R
P  C  A  T  A  L  Y  Z  I  N  G  G  M  A  U
I  M  L  B  C  S  O  H  O  K  G  O  E  M  T
S  T  C  U  E  S  S  M  E  D  F  G  D  O  I
C  R  R  G  M  M  R  R  A  A  E  S  I  V  N
A  U  E  Y  R  P  O  E  O  T  V  D  A  A  I
T  C  P  K  B  A  S  C  S  O  I  Y  N  R  Z
O  K  L  Q  C  S  D  Q  L  O  M  C  S  E  E
R  L  I  I  G  O  U  E  Y  X  P  M  D  E  P
I  E  E  S  Q  Z  M  B  R  I  Q  M  Z  G  T
A  E  S  W  S  F  F  U  T  S  D  O  O  F  W
L  Y  R  A  T  E  N  O  M  X  K  P  X  C  Y
X  I  Y  R  E  G  R  U  S  O  R  C  I  M  F
```

BUSBY	FOODSTUFFS	PENDED
CATALYZING	GRADERS	PISCATORIAL
CLASSROOM	HEAVYSET	PROVIDER
CLUMPS	MEDIANS	REPLIES
COMEBACK	MICROSURGERY	SAMOVAR
COMPOSERS	MOCKERS	SCRUTINIZE
DIPLOMATIC	MONETARY	TRUCKLE
ENVYING	ORTHOPEDIC	

Assorted Words 96

```
E  W  S  E  I  R  E  F  I  W  D  I  M  X  D
H  M  E  R  E  T  E  M  O  R  D  Y  H  L  F
P  I  D  F  E  G  I  A  C  E  T  C  H  E  R
G  T  K  Y  S  V  N  S  T  R  A  N  G  L  E
I  S  C  I  T  S  A  I  S  E  L  C  C  E  E
K  Y  T  O  N  A  T  R  D  J  B  H  Q  G  Z
F  G  E  S  N  G  D  N  G  D  D  E  C  E  E
L  W  M  X  E  T  H  J  I  N  E  B  H  Q  S
A  L  P  V  J  T  O  S  O  R  E  B  U  I  T
V  U  U  L  N  Q  N  U  I  U  P  V  M  Q  R
I  D  R  A  F  T  E  E  R  N  R  T  N  E  A
S  E  A  V  U  D  E  L  I  R  N  N  O  P  T
H  S  E  L  C  I  T  N  A  C  A  A  E  O  I
I  I  M  A  G  I  N  A  R  Y  N  J  L  D  F
X  T  T  N  E  M  E  S  I  T  S  A  H  C  Y
```

ADJOURNED	EMBEDDING	LAVISH
ANCIENTEST	ENGRAVERS	MIDWIFERIES
CANTICLES	ETCHER	RILED
CHASTISEMENT	FOOTPRINTS	STRANGLE
CLANNISH	FREEZES	STRATIFY
CONTOUR	HIKING	TEMPURA
DRAFTEE	HYDROMETER	
ECCLESIASTICS	IMAGINARY	

Assorted Words 97

```
A E N C D I S T I L L A T E S
T F W R A C Y D O U C H E S V
F F N F G N Y L R E R E B O S
I I K O D A W D L E S O J W X
Q C J L I E K G Y A U B Q E N
M I D X Q T K F E T G Q U Y P
E E C E F N A C R N T E C F Q
G N I G D E A N A O E I L A X
U C D I O N B M M U S T R X L
D Y F E V J E O R A O T I G Z
Q D R Z D R R C A E D V I C O
S E M A H S R I S T D Z I N S
G N I L K C A H S A M L Z B G
U L S E S U N I M B E A A N A
F X F A N A T I C I S M N E O
```

ABERRANT	DOUCHES	LACQUER
ALDERMAN	EDGING	LEGALLY
ASCENDED	EFFICIENCY	MINUSES
BIVOUACKED	ENDED	SHACKLING
BOATMAN	FANATICISM	SHAMES
DAMNATION	FROSTING	SOBERER
DAWDLES	GENETICS	
DISTILLATES	GRITTY	

Assorted Words 98

```
F  R  C  G  S  S  E  N  I  K  R  E  P  F  F
E  Y  Z  C  N  E  F  G  F  B  S  O  G  A  U
J  L  N  K  O  I  I  T  H  O  D  G  S  R  Y
Z  P  I  L  D  N  L  T  T  R  J  T  O  M  N
P  P  K  T  R  K  T  T  R  N  E  L  Y  L  G
Z  P  P  U  R  D  S  E  T  E  L  H  T  A  F
C  O  T  Y  L  E  D  O  N  A  B  H  W  N  R
N  A  E  V  D  S  F  E  Z  T  R  I  I  D  C
D  E  U  N  I  T  N  O  C  S  I  D  L  K  O
W  N  R  U  X  I  R  E  I  N  R  O  H  T  M
O  K  W  V  W  N  S  F  W  S  F  U  U  C  M
O  O  W  Z  E  I  F  P  F  I  Z  J  L  S  O
L  T  W  T  D  E  T  C  E  P  S  N  I  F  N
I  N  N  L  B  S  O  C  U  E  K  P  Q  P  S
E  V  E  A  L  U  B  E  N  Y  P  V  Y  W  S
```

ATHLETES	FERTILE	RATTLING
BORNE	FLOGS	THORNIER
COMMONS	INSPECTED	WISPY
CONTENTIOUS	LIBERTIES	WOOLIE
COTYLEDON	NEBULAE	
DESTINIES	NERVE	
DISCONTINUED	PEEPS	
FARMLAND	PERKINESS	

Assorted Words 99

```
H  S  G  Z  S  E  R  M  L  V  F  B  D  O  D
D  T  U  A  G  E  N  O  L  M  O  F  J  T  Q
G  W  I  B  F  E  I  O  L  U  M  I  Z  C  S
C  N  B  M  V  M  P  T  Y  E  F  I  C  R  R
R  A  I  G  S  E  N  C  I  R  S  L  W  E  Q
A  P  V  D  E  K  R  A  O  S  E  N  L  H  D
F  P  L  Y  R  H  C  T  T  W  S  V  U  I  A
T  E  N  O  R  A  B  A  E  W  I  E  E  O  W
S  A  Q  U  L  J  L  L  L  D  F  N  C  U  C
M  R  P  R  O  C  E  E  D  B  A  R  G  E  Q
E  S  Q  T  R  V  D  P  I  B  I  B  C  C  N
N  I  X  B  H  D  E  T  C  E  R  R  O  C  K
P  U  N  C  T  U  R  I  N  G  E  T  V  R  J
O  P  E  R  A  T  I  C  S  U  R  A  D  W  Q
A  O  D  A  C  I  N  U  M  M  O  C  N  I  Q
```

APPEARS	EVERYONE	SUBVERTED
BARONET	FAIRER	VOICED
BLACKSMITH	INCOMMUNICADO	WILLFUL
CATALEPTIC	LARDING	
CORRECTED	NECESSITIES	
COUNSELOR	OPERATICS	
COWING	PROCEED	
CRAFTSMEN	PUNCTURING	

Assorted Words 100

```
T E S N O I T A T O L F T H S
F X W W L E A T H E R N E C K
U T H V G O C U S T O M E R S
N R C M L D E L E W O D W W M
K A I A B R A I N Y U L H E A
I M S D T Q M M E R T F C N R
E A E T E A P D C S D I Z F G
S R L M S D L J Z R O A I R A
T I I U Y I I O F I E O E A R
S T C B Y R T L G S S P H N I
T A E N D R U R S E M I H C T
H L N I P G D Y A S R R F H A
P V S C A R E T S D L I G I S
V V E P J H O N E Y D E W S L
L I S S V L P U G N I T F E H
```

AMPLITUDE	CUSTOMERS	LEATHERNECK
ARTISTS	DOWELED	LICENSES
BRAINY	ENFRANCHISE	MARGARITAS
CARETS	EXTRAMARITAL	OUTDOES
CATALOGER	FLOTATIONS	RISES
CHIMES	FUNKIEST	SLIDED
CHOOSE	HEFTING	
CLOTH	HONEYDEWS	

Assorted Words 101

```
R T S E F I R A N O T H E R M
F M L R S S Y E K O P Y N I L
C A D R E S L D E O E D I V U
H R N S D S U A Y I N W F A M
T A I L E E I Y C M V O O L I
S T C E N T R A L I Z E S R N
O H M J N S A I R Y N F Z Y E
A O M Q J I P T P P E O L G S
K N P N Z U F E U M P C C T C
I T Y P H O O N S M U A A C E
N U H Y P O C H O N D R I A N
G N I L F I R E A C H E S F T
S H A O S C R E W B A L L S O
A G Z S N O I T A I T I N I G
O L A T I B R A B O N E H P B
```

ANOTHER	LUMINESCENT	RIVALRY
APPRAISERS	MARATHON	SCREWBALLS
CADRES	MUTATES	SOAKINGS
CENTRALIZES	PHENOBARBITAL	TYPHOONS
CONFINE	POKEYS	UMPIRED
CONICALS	REACHES	VIDEOED
HYPOCHONDRIA	RIFEST	
INITIATIONS	RIFLING	

Assorted Words 102

```
S  G  C  B  K  P  R  O  M  I  S  E  D  G  Y
L  E  Y  L  Y  X  F  L  H  W  C  A  N  I  A
E  I  G  O  A  P  S  B  A  O  T  N  F  K  C
S  N  K  N  U  P  S  S  C  Y  S  R  R  L  Z
Q  D  C  D  I  D  K  G  E  R  O  P  U  Z  U
Q  U  K  E  T  N  D  A  N  N  W  U  I  B  R
Z  C  R  Q  C  H  E  E  R  I  E  S  T  C  R
J  T  T  D  F  E  I  T  T  A  W  R  S  X  E
S  S  T  C  E  R  E  N  T  O  T  O  O  A  C
S  W  K  V  N  Y  Q  P  N  A  S  S  L  S  K
E  V  I  T  A  X  A  L  O  I  B  O  M  P  O
T  U  O  E  K  A  T  B  P  L  N  G  E  S  N
S  R  E  K  A  R  K  C  U  M  I  G  W  R  S
R  I  Q  F  R  E  P  S  Y  C  H  O  T  I  C
E  Q  G  L  I  M  E  L  I  G  H  T  I  N  G
```

BATTENING	INDUCTS	PROMISED
BAYED	KARATS	PSYCHOTIC
BLONDE	LAXATIVE	RECKONS
CHEERIEST	LAYOUT	SORENESS
CREOSOTED	LIMELIGHTING	SPUNK
ERECTS	MUCKRAKERS	TAKEOUT
FRUITS	PLOWING	THINNING
HOSPICE	POLIO	

Assorted Words 103

```
P  P  R  O  B  A  B  I  L  I  S  T  I  C  C
B  K  D  A  G  L  A  U  G  H  S  Z  H  Q  I
F  C  F  E  N  E  M  D  Z  V  X  L  X  S  M
G  D  S  Y  T  G  N  N  E  Z  O  U  O  M  P
D  H  E  F  C  A  N  T  U  P  E  G  K  U  R
S  A  O  R  A  E  N  I  I  Z  O  R  W  D  O
L  O  E  P  U  X  R  I  R  C  Z  O  S  G  V
O  U  U  H  S  T  I  V  S  O  I  L  C  E  I
P  T  Z  N  E  S  C  N  I  S  M  N  E  S  S
P  S  M  G  D  B  E  A  G  X  A  R  G  D  I
I  H  O  F  R  I  K  L  F  E  E  S  A  T  N
N  I  B  N  K  L  D  Q  R  U  V  S  S  C  G
E  N  V  E  X  I  N  G  Q  A  N  A  O  A  N
S  E  M  A  N  D  A  R  I  N  E  A  E  E  J
S  G  N  I  T  O  O  H  X  Y  X  F  M  L  Q
```

ARMORING	FEARLESS	OUTSHINE
ASSASSINATED	HOOTING	PROBABILISTIC
BEHEAD	IMPROVISING	SCOOPED
BUZZERS	LAUGHS	SLOPPINESS
CAUSED	LEAVE	SMUDGES
CERVIXES	MANDARIN	UNDID
ENTICING	MANUFACTURED	VEXING
FAXING	NUZZLED	

Assorted Words 104

```
Y  S  N  O  I  T  C  A  R  F  N  I  T  X  V
Z  P  E  Z  I  N  A  M  U  H  E  D  J  H  M
S  F  A  J  D  E  R  E  W  O  L  F  E  O  S
M  P  U  S  S  E  N  S  U  O  I  B  U  D  T
E  A  I  S  P  O  T  K  S  E  D  G  I  X  E
T  J  M  K  D  D  K  A  R  B  N  A  J  J  M
E  F  J  A  Y  K  S  R  C  W  O  I  Y  J  M
O  S  S  E  N  L  U  F  E  R  A  C  P  K  E
R  W  Y  I  M  U  P  I  M  L  A  L  Z  U  D
E  C  O  R  N  M  E  A  L  R  L  M  T  A  L
Q  R  I  G  H  T  I  N  G  Y  E  U  E  U  P
X  Q  S  P  E  W  E  D  S  V  G  K  F  D  O
D  E  M  O  R  A  L  I  Z  I  N  G  N  W  B
D  E  T  T  O  R  T  X  O  F  S  M  F  A  A
G  E  Y  O  E  S  N  O  I  T  A  V  O  R  H
```

AMANUENSIS	DUBIOUSNESS	OVATIONS
AWFULLER	FLOWERED	RIGHTING
CAREFULNESS	FOXTROTTED	SPEWED
CORNMEAL	HANKER	SPIKY
DEHUMANIZE	INFRACTIONS	STEMMED
DEMARCATED	LUPINE	
DEMORALIZING	METEOR	
DESKTOPS	OUTLAW	

Assorted Words 105

```
R L A N O I S N E T X E N W G
V L K L C O M P E T I T O R S
A S U H E X T R A D I T I N G
T R N O S R E P R I A H C T P
H A R O B R B U F I B B E R S
O I I A I M E U D B A T C O R
M L G N I T T I F E B F B L E
O R A X B G C R D V M X J L P
G O O I S Z N N E R K M P E O
E A W M H T G M U S A Z U D R
N D H Z E C Y O E J S B C H T
I I E M C D N R O N N A M X E
Z N E H K U O O S D T I P O R
E G Z C A P T U R E S S R X B
D G Y E D E L L A B K C A L B
```

ARRAIGNMENTS	EXTENSIONAL	RAILROADING
BEFITTING	EXTRADITING	REPORTER
BLACKBALLED	FIBBERS	TROLLED
BOMBARDIERS	GOODS	WHEEZY
BRONCHIAL	HOMOGENIZED	
CAPTURES	HUMMED	
CHAIRPERSON	INJUNCTIONS	
COMPETITORS	PASSER	

Assorted Words 106

```
S N O I T C E R R U S N I V I
I N T E R N E E L P M A R T U
G R R N S E A M A N S H I P P
C E E E E A G N I C I L P S B
E S Y J T M S L A S S A V M W
M C E G N I L T N U R G S I D
M U L V S K R A E B O U A N S
E E I A I A O W E R J O U U U
C R N K S T M O T C O R H E B
H S E J V I C P L S N I O N M
A O R L E K M E L R O O D D E
N P G S U E A A N E E H C S R
I F T I X E P D G N R V G X S
S A S S A I L S A E O S O J E
M W J Z V G U H A N D C A R D
```

ASSAILS	INSURRECTIONS	SEAMANSHIP
CONCEALMENT	INTERNEE	SPLICING
CONNECTIVES	JEEPS	STEROID
DISGRUNTLING	MECHANISM	SUBMERSED
EYELINER	MINUENDS	TRAMPLE
GHOSTWRITER	OVERLOOK	VASSAL
HANDCAR	RESCUERS	
IMAGED	SAMPLERS	

Assorted Words 107

```
H A S G E V O R P P A S I D V
S F P E S B G F O R E S T S X
O A G P H C G N I R O J A M I
L Z U N A C A M I Z Z E N R U
O N O T I R T N E N I T R E P
I A D A H N A I T G N R H C O
S U D E S E E T T E C I X U R
T S U E N W N T U S D X B R C
S E L T H N A T R S P M X R E
S A S A O C U R I A E R C E L
R T U E R A I S D C E S A D A
P E A T P T S R A R A H R W I
Y T R A P O N T N B E L S D N
I R V A Z S L E Y E J V L I A
S S P O R E D E C A R B O Y D
```

APPARATUSES	ENRICHED	PORCELAIN
AUTHENTICALLY	FORESTS	RECURRED
BINNING	MAJORING	SCANTED
CARBOY	MIZZEN	SOLOISTS
CENTRALS	NAUSEATE	SPORED
DISAPPROVE	OVERDRAWS	STITCHES
DISHEARTENING	PARTY	SUNNED
ELOPES	PERTINENT	TOASTY

Assorted Words 108

```
Q  X  C  I  T  A  D  P  O  L  E  Z  G  Z  Q
U  C  Q  A  M  A  Y  E  S  L  A  C  O  V  T
K  C  A  B  T  E  W  F  S  L  U  A  H  W  Z
Y  T  I  L  I  B  A  N  I  U  V  L  F  H  R
P  S  S  L  A  V  I  V  E  R  O  O  G  O  E
M  A  S  T  H  E  A  D  S  X  T  R  E  L  D
R  F  R  I  C  A  S  S  E  E  I  N  G  I  E
T  I  E  L  U  P  U  S  A  L  X  C  E  N  P
H  P  N  S  S  E  N  N  E  D  D  U  S  G  L
E  O  A  B  T  W  I  N  E  S  A  R  G  H  O
A  E  R  Z  O  I  Y  L  I  R  G  N  U  H  Y
T  S  S  T  N  A  R  T  S  I  G  E  R  C  M
R  I  S  S  L  E  R  E  K  C  A  M  E  Y  E
E  E  T  V  G  N  K  D  L  B  J  W  U  M  N
S  S  E  N  I  L  I  O  E  D  H  T  G  A  T
```

CURDLED	INBOARD	REVIVALS
FRICASSEEING	LUPUS	SUDDENNESS
GENTRIFY	MACKERELS	TADPOLE
GROUSED	MASTHEADS	THEATRES
HAULS	OILINESS	TWINES
HOLING	POESIES	VOCALS
HUNGRILY	REDEPLOYMENT	WETBACK
INABILITY	REGISTRANTS	

Assorted Words 109

```
F  Y  Z  S  S  B  B  M  I  N  A  T  O  R  Y
E  C  O  S  B  E  W  B  O  C  L  C  K  J  L
I  C  S  R  E  M  H  I  S  D  R  O  W  S  Q
R  L  N  N  E  G  F  C  O  P  E  V  C  R  J
D  E  L  A  F  C  N  T  N  V  X  F  X  F  Q
E  R  D  E  L  P  H  I  N  I  U  M  F  T  V
N  E  S  B  G  A  T  E  T  O  F  A  Y  U  Y
T  G  O  Y  R  I  B  H  C  A  C  L  P  Y  C
I  I  N  N  A  E  B  R  G  K  N  O  L  Q  U
S  C  P  I  R  W  A  L  E  I  I  I  C  U  L
T  I  E  F  T  B  L  S  Y  V  R  N  M  O  B
R  D  R  B  P  F  U  A  T  R  O  A  G  A  R
Y  E  K  W  N  C  A  K  C  I  R  E  M  I  L
G  S  S  E  T  U  S  R  I  H  Y  F  H  G  N
H  T  Q  E  I  N  D  I  C  T  M  E  N  T  S
```

ALWAYS	ILLEGIBLY	REDBREAST
BULLFINCHES	INDICTMENTS	REGICIDES
COBWEBS	LAMINATING	RIGHT
CRAFTING	LIMERICK	ROCOCO
CUFFED	MINATORY	SWORDS
DELPHINIUM	OVERBALANCE	
DENTISTRY	PERKS	
HIRSUTE	RECHECKING	

Assorted Words 110

```
S  S  E  N  S  U  O  I  C  A  D  U  A  S  Z
H  U  R  S  R  E  U  N  I  T  I  N  G  F  R
O  G  O  E  T  S  G  O  R  F  P  A  E  L  Y
R  M  B  E  D  S  A  T  I  N  S  A  R  A  D
T  S  A  O  G  R  E  Y  H  B  G  H  N  T  E
E  T  C  L  O  A  O  I  L  M  J  E  J  F  F
N  R  T  B  I  N  T  B  R  T  U  A  P  I  I
I  I  I  F  O  Q  D  N  R  P  R  L  G  S  C
N  P  V  K  Q  H  F  O  A  J  O  E  G  H  I
G  E  E  Y  C  N  A  H  C  V  R  R  V  Z  E
Z  P  O  S  T  D  A  T  E  K  D  S  R  O  N
S  L  A  T  N  E  C  A  L  P  S  A  L  W  C
V  S  N  W  L  A  W  R  E  N  C  I  U  M  I
P  Z  M  U  I  S  E  N  G  A  M  T  Q  V  E
C  S  D  E  B  T  O  H  D  J  B  L  K  C  S
```

ACTIVE	FLATFISH	POSTDATE
ADVANTAGEOUS	HEALERS	PRIESTS
AUDACIOUSNESS	HOTBEDS	REUNITING
BOONDOCKS	JUROR	SATINS
BORDERS	LAWRENCIUM	SHORTENING
CHANCY	LEAPFROG	STRIPE
COVERTLY	MAGNESIUM	
DEFICIENCIES	PLACENTAL	

Assorted Words 111

```
X  R  S  W  G  Y  Y  S  L  U  S  R  Y  L  E
K  G  E  A  T  N  D  E  T  A  L  I  T  U  M
M  G  N  K  R  S  I  C  Z  A  T  S  G  L  K
H  S  T  I  N  R  E  S  F  S  M  T  J  H  A
D  K  E  C  P  I  U  N  F  P  H  J  M  T
E  E  E  Z  A  M  H  B  E  L  O  M  T  O  S
S  X  L  N  I  R  A  T  A  T  L  N  A  A  U
N  E  G  B  C  N  T  R  E  K  F  A  R  W  B
D  W  C  C  R  I  O  E  C  E  O  O  C  U  S
L  K  J  I  R  A  R  M  R  E  R  O  Z  O  T
W  V  I  L  B  E  W  C  R  T  Y  F  K  U  R
C  A  R  O  T  I  D  S  L  E  O  G  K  M  A
O  V  J  M  B  A  D  D  R  E  S  S  E  S  T
B  C  A  E  S  A  R  E  A  N  D  G  Q  T  E
G  I  W  I  R  E  P  M  M  B  I  T  R  E  S
```

ADDRESSES	FREETHINKER	SIGHT
BADDER	IBICES	SUBSTRATE
BATHMATS	KOOKABURRAS	SWAMPS
CAESAREAN	MUTILATED	TURNOFF
CALLUSING	OFTENEST	WARBLED
CAROTIDS	PERIWIG	
CRAMPING	RETRACT	
ENCIRCLE	SERMONIZES	

Assorted Words 112

```
G  N  I  Z  I  L  L  A  T  S  Y  R  C  L  E
S  T  A  E  R  T  E  R  T  N  E  L  A  T  B
B  E  R  G  R  A  C  E  F  U  L  L  E  R  H
T  M  L  E  C  N  V  Q  M  S  A  C  R  A  S
P  P  C  O  L  L  O  Q  U  I  A  L  I  S  M
C  E  S  P  A  D  R  I  L  L  E  S  D  Q  T
Z  R  F  C  H  E  A  R  T  B  R  O  K  E  A
D  E  F  A  H  C  F  H  B  P  P  W  D  U  S
H  D  Z  T  T  E  R  R  E  Z  E  E  L  Z  S
A  I  E  C  X  H  D  E  E  L  S  C  Q  W  E
R  D  K  H  G  P  E  G  D  D  I  D  N  M  L
R  T  B  E  G  I  N  R  E  N  R  X  N  O  S
Y  B  R  R  D  E  C  O  S  D  E  A  E  A  C
F  L  A  S  H  B  U  L  B  S  L  L  O  S  H
D  I  D  Q  K  O  O  B  P  A  R  C  S  H  B
```

BEGIN	FLASHBULBS	LENDER
CATCHERS	GRACEFULLER	RETREATS
CHAFED	HANDS	SARCASM
COLLOQUIALISM	HEARTBROKE	SCRAPBOOK
CONCEPTION	HEDGED	TALENT
CRYSTALLIZING	HELIXES	TASSELS
ESPADRILLES	HIKED	TEMPERED
FATHERS	HOARDER	

Assorted Words 113

```
K O K T E R S E N E S S P M C
Q G N I T A R E B I L E D U L
C K C A B D R A H E Y R L M A
R S S L M C W M U S S O P O P
E U L D Y S N V I G I B P D T
F S S L E T I W S S Y F Y R R
R I H L A C I M O N O R T S A
A N M U S B H L E L R A A N P
C G V I S B E A A R C U K T G
T D R A E B I R C I T V T S E
O M F C S G G I I Z T X J P E
R T R F S U H I M F G S E G U
Y Y N H E X T B R O A D E R W
D K E N S G E S R O Z I V B M
I N S E M I N A T I O N D F B
```

ASSESSES	EXTREMISM	REFRACTORY
ASTRONOMICAL	FIREBALLS	SOAKS
BEARD	FISHES	TERSENESS
BESTIALITY	GYRATE	UPTURNS
BROADER	HARDBACK	USING
CLAPTRAP	HEIGHTEN	VIZORS
CLOWN	INSEMINATION	
DELIBERATING	OPOSSUM	

Assorted Words 114

```
S  N  O  I  T  A  T  U  P  M  I  T  Y  J  U
R  A  N  E  L  I  C  N  O  C  E  R  E  H  L
E  H  E  X  P  L  O  R  A  T  O  R  Y  R  N
C  T  W  I  T  S  U  R  E  M  E  D  I  E  D
T  J  Q  U  E  E  N  L  I  E  R  I  W  T  S
A  P  R  I  V  E  T  S  E  S  R  A  O  H  Q
N  E  N  I  M  R  E  T  E  D  E  R  P  G  I
G  Q  S  E  T  A  R  G  E  T  N  I  S  I  D
L  V  V  Y  D  B  F  S  R  J  S  H  C  O  S
E  H  M  R  W  D  E  S  P  E  R  A  T  E  T
S  I  M  P  E  R  I  A  L  R  G  R  Y  G  R
H  E  R  E  A  F  T  E  R  H  M  V  L  W  A
G  N  I  L  P  A  S  B  N  I  N  E  S  Y  N
L  I  N  I  T  I  A  L  I  Z  E  S  X  D  G
H  J  G  U  L  P  R  O  S  T  A  T  E  S  E
```

COUNTERFEITS	IMPUTATIONS	RECTANGLES
DESPERATE	INITIALIZES	REMEDIED
DISINTEGRATES	NINES	SAPLING
EXPLORATORY	PREDETERMINE	STRANGE
HARVEST	PRIVET	TWITS
HEREAFTER	PROSTATES	
HOARSEST	QUEENLIER	
IMPERIAL	RECONCILE	

Assorted Words 115

```
D O G M A T I C A L L Y H R B
I L E X T E N U A T E V U D O
S E T A R I M E N O O S E S M
T I G R B M C C L E N G T H B
I W I N L A S T O N I S H G S
L D R E I I F M T S E P P E H
L M T G N M S F E W I P M H E
A A E T D R O Y A X N T G Z L
T N D J S J A C H I E V E D L
I D M O I M T S E A R M V D S
O O T G D E N I W B W S P E M
N L G D E D N A R B C K K T C
S I T T S L U F E Y E W S T Y
E N U M E R A T I N G H G Z T
C S K F L T S I G O L O E G J
```

ACHIEVED	DOGMATICALLY	HAWKS
AFFAIRS	EMIRATES	HEPPEST
ASTONISH	ENUMERATING	LENGTH
BECOMING	EXEMPT	MANDOLINS
BLINDSIDES	EXTENUATE	NOOSES
BOMBSHELL	EYEFULS	SITED
BRANDED	GEOLOGIST	WINED
DISTILLATIONS	GIRTED	

Assorted Words 116

```
J  J  I  N  D  I  G  E  N  O  U  S  B  I  I
M  Z  X  R  S  T  E  L  C  R  I  C  V  L  N
A  Z  N  A  G  A  V  A  R  T  X  E  E  I  J
S  U  G  N  I  L  I  N  N  U  C  M  M  B  E
E  M  B  E  L  L  I  S  H  M  E  N  T  E  C
E  Q  E  V  B  C  T  I  M  D  A  E  R  R  T
A  B  X  L  C  U  H  S  I  V  R  E  D  T  I
R  S  I  S  A  A  S  I  M  J  W  O  G  I  N
T  C  D  R  N  B  U  S  C  I  A  T  A  N  G
H  A  Y  D  D  W  O  S  I  K  X  X  M  E  Y
Q  B  L  N  E  C  O  R  E  N  E  K  E  P  Y
U  B  L  K  D  D  A  G  A  W  G  N  T  L  O
A  E  I  Q  A  D  L  G  M  T  A  M  E  P  X
K  D  C  D  I  V  T  A  E  W  E  Y  S  D  X
E  T  O  V  T  U  O  P  B  S  Z  D  S  G  N
```

BALDED	EARTHQUAKE	INDIGENOUS
BIRDCAGES	EARWAX	INJECTING
BUSSING	ELABORATED	LIBERTINE
CAUSEWAYS	EMBELLISHMENT	OUTVOTE
CHICKENED	EXTRAVAGANZA	READMIT
CIRCLETS	GAMETES	SCABBED
CUNNILINGUS	GOWNS	
DERVISH	IDYLLIC	

Assorted Words 117

```
I  S  S  D  L  H  H  Y  B  R  I  D  I  Z  E
N  F  D  R  O  M  E  D  A  R  I  E  S  M  X
T  G  V  S  E  L  M  H  H  M  Y  F  E  R  G
E  H  S  A  E  I  P  C  U  D  S  A  A  O  V
R  O  L  B  V  V  R  J  Q  S  W  D  Y  H  T
M  S  R  E  R  J  I  R  Z  B  K  D  E  A  L
I  T  B  E  I  A  T  T  A  C  K  I  N  G  L
N  W  Z  O  T  D  C  X  I  B  M  S  E  F  O
A  R  C  H  A  N  G  E  L  S  R  H  Z  R  C
B  I  H  T  K  B  U  T  L  T  O  O  E  W  A
L  T  I  P  I  G  E  O  N  E  D  P  T  O  L
Y  E  T  Y  W  I  U  U  C  Y  T  V  P  O  I
G  S  S  R  A  D  I  S  H  N  X  S  Y  A  T
Q  Y  L  T  N  A  T  L  U  X  E  J  S  C  Y
X  R  E  H  P  A  R  G  O  E  R  O  H  C  C
```

APPOSITIVES	ENCOUNTER	PIGEONED
ARCHANGELS	EXULTANTLY	RADISH
ATTACKING	FADDISH	
BARRIERS	GHOSTWRITES	
BRACELETS	HUSKIER	
CHITS	HYBRIDIZE	
CHOREOGRAPHER	INTERMINABLY	
DROMEDARIES	LOCALITY	

Assorted Words 118

```
D E R U S S E R P P L N V K U
T N T Y V C E E T S P E R M S
R W E S W I O H Z C O S G L E
O A O T I X N N C P E O T X A
W R Z T T C H S C U E F L Q B
E N F E H I I O U E S L R F L
L E I N I Z R T M L R E T E E
E D X S N B S W E E A T N E P
D E X E T L C E T N W T I O D
A B A S H I N G M S E A E N N
I T C A S N A R T A O G R E A
B O P P E D I H V B G H J D N
K N O I T A C I L P E R G M S
O P A N W W R P L A Y B A C K
I Z D E D R A O B P A L C E E
```

ABASHING	HOMEWARDS	SPERMS
BLIND	INSULATE	TENSES
BOPPED	NONESUCHES	TRANSACT
CLAPBOARDED	PELTED	TROWELED
CONCERTINA	PERFECT	USEABLE
GAMES	PLAYBACK	WARNED
GENETICIST	PRESSURED	WITHIN
GHOSTWRITTEN	REPLICATION	

Assorted Words 119

```
V  N  E  T  T  I  R  W  D  N  A  H  W  Q  A
D  B  G  E  S  Y  S  L  A  B  E  L  I  N  G
P  E  H  N  I  E  G  T  J  H  F  I  F  Q  Z
A  H  H  D  I  L  S  N  D  J  X  A  I  I  N
R  D  C  C  E  T  E  S  I  L  W  I  R  N  B
T  S  E  R  N  R  U  B  A  L  E  F  E  B  P
I  C  Y  R  V  U  I  C  L  R  W  V  B  O  E
T  S  A  Y  E  M  A  V  O  U  R  E  O  U  R
I  P  J  L  X  D  F  H  E  R  L  A  M  N  F
O  I  V  T  C  M  N  R  D  S  T  D  B  D  U
N  N  T  E  I  I  U  E  O  E  W  C  S  M  M
S  N  H  G  S  O  U  L  G  T  B  A  E  M  E
T  E  S  N  I  E  K  M  U  N  H  M  L  L  S
P  R  S  T  O  G  I  P  S  G  E  Y  O  F  E
B  S  J  J  N  J  F  A  C  E  L  I  F  T  S
```

BELIE	FIREBOMBS	MEWLING
CALCIUM	FLAWS	PARTITIONS
DERIVES	FROTHY	PERFUMES
ELECTROCUTING	HANDWRITTEN	SPIGOTS
EMBARRASSES	HAUNCHED	SPINNERS
ENGENDERED	INBOUND	TOMBED
EXCISION	INSET	VELDTS
FACELIFTS	LABELING	

Assorted Words 120

```
N  Y  S  K  Q  G  A  R  R  O  T  E  S  O  H
E  W  C  N  K  V  N  B  O  Z  V  T  L  F  O
G  R  R  O  R  Y  B  I  R  U  A  I  A  F  U
A  N  Q  Q  N  L  N  C  N  U  Q  S  G  S  S
T  G  I  E  Y  T  P  O  D  E  B  I  S  H  E
I  S  I  T  I  B  E  L  H  P  Z  U  L  O  W
V  C  O  K  T  I  V  S  S  N  U  A  S  R  O
E  Z  H  H  Z  O  B  U  T  C  H  E  R  E  R
S  L  D  E  Z  I  L  A  T  I  P  A  C  B  K
C  W  H  Y  N  M  W  L  Q  C  N  J  S  M  K
X  O  H  U  Q  I  C  S  A  V  A  G  E  R  D
Z  O  L  O  V  E  L  I  E  S  T  T  N  B  B
D  E  L  W  E  M  F  L  A  T  F  O  O  T  G
M  R  Z  D  E  N  T  R  E  A  T  I  N  G  X
O  S  U  S  N  O  I  T  A  N  I  M  A  X  E
```

ALLOTTING	FLATFOOT	PHLEBITIS
BRAZENING	GARROTES	SAVAGER
BUTCHER	HOUSEWORK	SLAGS
CAPITALIZED	LIQUOR	SUBURB
CHENILLE	LOVELIEST	WOOERS
CONTESTING	MEWLED	
ENTREATING	NEGATIVES	
EXAMINATIONS	OFFSHORE	

Assorted Words 121

```
I N C O R R U P T I B L E R F
M G N I D I L S K C A B W L B
P M K F M I M E O G R A P H S
O M V V U T Q M A R G I N A L
R U D Z C R E B H F L I X P Z
T N S E V O R P P A S I D E T
U W H W I S N O I B Z M C R M
N O O K S S T F W L R F L S S
A U G Z G W E E I E O K H E D
T N N E K C I H T R D D T V H
E D U V B H S T P R M K P E B
N E S R A O C R H O A S X R H
O F W T O P A E T E R U K I S
B R O O M S T I C K R P Q N T
F A S E T T E R O J A M C G M
```

BACKSLIDING	HELMS	PROPHESIED
BROOMSTICK	IMPORTUNATE	QUARTETS
CHOPS	INCORRUPTIBLE	TEAPOT
COARSEN	MAJORETTES	THICKEN
CONFIRMS	MARGINAL	UNWOUND
DISAPPROVES	MIMEOGRAPHS	WITHER
FABLE	NOOKS	
FURROWED	PERSEVERING	

Assorted Words 122

```
G E L E G I E S R L N R D V Q
F S A N S N P O R T L Y I E M
T R E D O M I U I O O Z S T A
H Y Z N U I I R K O O M P O L
S A S W I C T A A T A J L E E
T M P S T L A C L E L O A D D
L N G P E D E R A C L C Y G I
R A E A E N E D R R E C A L C
S F R M R N T H I A T R B O T
D E N O I H S U C U B X L W I
F F I S U R P T O U G T E W O
N V M H Y S R A A V O G R O N
F F I N S A E E I N E D R R S
B A B B L E R S M D C D F M M
R E T T I L S B A P A E Y S T
```

AROUSES	DISPLAYABLE	MERRIMENT
BABBLERS	DOUCHED	PORTLY
BARRACUDA	ELEGIES	RECLAIMS
BRAYS	EXTRACTION	SHIES
CLEARING	GLOWWORMS	SLITTER
CUSHIONED	GUIDELINES	SNIFF
DEVOUTNESS	HAPPENSTANCE	VETOED
DIAPHRAGMS	MALEDICTIONS	

Assorted Words 123

```
R A R E F Y P U T R E F I E D
G N I L E E N K U F N X Q T P
V E R G E S W D P M A R W I I
E T D C H X L A M O U R M E B
L H G O M D I R L B M U D A X
S U O R O D O K I L L P M P B
P N D R C R N E A G I O O P U
A D S E G A E R C A D T Y M V
I E G C D O L M E L B B O G S
K R P T J U C U A V W Z Q L G
M E Z I K R C K M G I D U T F
W D S O E W M E S N G G V Q N
S H I N N I N G S K Y F W K B
A K X S C H E M I N G S M A Z
W H U M I L I A T I N G K F L
```

ACREAGES	GOBBLE	RAREFY
CALUMNY	HUMILIATING	SCHEMINGS
CORRECTIONS	KNEELING	SHINNING
DARKER	LAWGIVER	THUNDERED
DEDUCES	MUUMUU	UPDRAFT
FLOTILLA	ODOROUS	VERGES
GAMER	POMPOMS	
GIRLS	PUTREFIED	

Assorted Words 124

```
C  B  O  H  Z  S  P  U  R  R  I  H  C  V  O
I  O  Z  G  T  G  W  P  A  S  T  O  R  A  L
D  N  M  C  G  N  I  O  D  R  E  V  O  U  O
L  E  I  M  D  F  U  P  R  O  F  F  E  R  S
C  M  G  S  A  E  E  E  L  R  V  T  R  P  G
A  C  R  G  K  N  T  S  I  C  U  H  F  L  R
P  S  A  E  U  O  D  T  T  L  R  F  A  A  I
T  E  Y  N  Z  B  O  E  O  O  I  G  C  N  M
I  C  S  F  O  I  R  B  L  S  O  M  E  T  A
V  U  E  K  I  N  M  E  K  V  E  N  T  A  C
A  R  D  D  R  R  S  O  T  N  I  B  I  I  I
T  E  A  T  K  N  O  M  T  T  A  N  N  N  N
I  S  N  N  Z  S  Q  L  K  A  I  B  G  S  G
N  T  R  T  E  E  I  N  G  V  Y  J  N  X  U
G  D  E  L  L  E  W  O  B  M  E  S  I  D  V
```

ATOMIZER	DISEMBOWELLED	OVERDOING
BANKBOOKS	FACETING	PASTORAL
BESOTTED	FESTOONING	PLANTAINS
CANONS	FURROWS	PROFFERS
CAPTIVATING	GLORIFY	SECUREST
CHIRRUPS	GRIMACING	SEDAN
COMMAND	JITTERBUGGED	TEEING
DELVING	MILIEU	

Assorted Words 125

```
E  N  I  N  T  E  N  S  I  V  E  L  Y  C  E
X  R  S  N  P  R  O  F  U  S  I  O  N  X  Y
S  Q  C  B  T  D  F  R  K  R  E  A  D  E  R
D  D  E  C  A  M  P  I  E  R  E  K  N  A  L
M  S  N  D  D  Z  B  G  N  I  T  E  E  L  S
T  H  T  E  B  L  O  O  K  C  F  F  K  H  M
P  A  S  A  P  S  A  O  T  K  H  Y  P  C  I
E  E  E  L  R  P  K  T  K  H  P  E  W  O  S
Z  G  D  I  A  C  A  C  I  A  E  N  S  M  C
B  G  D  I  Z  I  H  A  U  B  S  R  B  M  A
O  Y  V  O  G  O  D  Y  N  M  R  D  E  O  R
F  G  Y  C  L  R  O  M  N  M  H  O  J  D  R
D  I  V  E  R  S  E  L  Y  C  Y  C  J  E  I
M  E  Z  J  U  F  I  E  F  U  L  C  S  S  E
S  T  I  P  P  L  E  D  D  G  Z  K  J  F  S
```

ACACIA	DIVERSELY	PROFUSION
APPENDS	FINCHES	READER
BAZOOKAS	FLOOZIE	SCENT
BOTHERED	INTENSIVELY	SCHMUCKS
CAMPIER	LANKER	SLEETING
COMMODES	MISCARRIES	STARCHY
DIALS	ORBITAL	STIPPLED
DISLODGE	PEDIGREED	

Assorted Words 126

L W A I S T E D L A B E I P R
M I G Y R E G G U D L U K S R
E Q C N T U D U P A U S E S E
T U D E I P I F C A N D O R V
A O R I N N O Z D L D F I K E
S T A U S T I P T E E I U A R
T I W N L C I A A O R F U H B
A E L F I Z O A R Q B O Q C E
S N E W P Q A L T T U R D K R
I T D I S Y E Y O E S I U A A
Z S L L A T S A C R S N N T T
I B Q V G L I M P S E D O G E
N E T Z B G C O M E S D E C S
G C O R R U G A T I O N K D A
J Z Q Y L S U O U C O N N I L

ADORED	GLIMPSED	REVERBERATES
BLUNDERBUSSES	INNOCUOUSLY	SKULDUGGERY
CANDOR	LICENTIATE	SLIPS
COMES	METASTASIZING	STALLS
CONSTRAINING	OPAQUING	TURBOT
CORRUGATION	PAUSES	WAISTED
DISCOLORED	PIEBALD	
DRAWLED	QUOTIENTS	

Assorted Words 127

```
Z  G  O  M  N  D  I  A  P  H  R  A  G  M  C
A  H  T  M  U  S  C  P  H  F  P  P  N  S  O
X  A  R  I  S  E  N  E  H  D  R  C  W  U  N
L  N  U  N  K  W  I  H  M  L  Y  F  M  B  F
R  A  S  E  F  D  A  Y  B  E  D  K  F  S  E
A  L  S  R  N  L  E  E  H  W  N  I  P  E  R
P  O  Q  A  M  I  S  P  R  I  N  T  S  T  M
O  G  U  L  H  E  B  U  L  L  I  E  S  O  E
S  O  A  O  S  E  T  I  L  L  E  T  A  S  N
T  U  D  G  X  B  P  O  W  E  R  B  O  A  T
R  S  R  I  Y  G  P  U  N  T  E  R  S  E  I
O  L  I  S  B  O  W  E  R  S  I  O  D  Q  Z
P  Y  L  T  U  W  V  M  U  N  R  U  B  I  V
H  Y  L  S  U  O  U  N  E  G  N  I  S  Q  I
E  P  E  C  S  P  A  H  E  R  E  W  I  T  H
```

ANALOGOUSLY	DIAPHRAGM	PUNTERS
APOSTROPHE	ENVOY	QUADRILLE
ARISEN	HEREWITH	SATELLITES
BOWERS	INGENUOUSLY	SUBSET
BULLIES	MINERALOGISTS	TRUSS
CEMENTS	MISPRINTS	VIBURNUM
CONFERMENT	PINWHEEL	
DAYBED	POWERBOAT	

Assorted Words 128

```
I  O  D  E  S  O  P  S  I  D  N  I  K  H  E
T  K  T  G  N  I  S  S  A  P  M  O  C  N  E
K  S  Z  E  Y  N  T  S  E  I  Z  Z  I  R  F
U  B  O  Y  T  I  L  E  D  I  F  N  I  N  S
S  S  E  H  E  D  S  S  D  H  O  O  D  O  O
K  M  M  G  G  N  I  T  E  L  P  E  D  R  G
E  Y  I  U  G  Z  Q  S  L  O  E  D  W  T  P
S  X  A  L  I  A  R  W  P  S  C  I  R  H  N
N  H  C  M  I  R  R  K  H  A  F  S  T  W  R
A  F  N  R  B  N  O  I  I  F  R  T  E  A  Z
I  L  R  V  E  P  G  T  N  X  I  I  N  R  O
L  C  I  P  O  T  O  S  I  G  U  L  T  D  F
I  T  R  E  L  L  I  S  U  D  J  L  T  Y  O
N  X  S  U  G  I  A  N  M  U  U  V  E  H  T
G  R  S  E  Z  Z  A  R  G  O  U  A  A  R  Y
```

AUDITORIUMS	FILTHY	NORTHWARD
BEGGARING	FRESCOES	RAZZES
DELPHINIUM	FRIZZIEST	SMILING
DEPLETING	GHOST	SNAILING
DISPARITY	HOODOO	TRELLIS
DISTILL	INDISPOSED	
ENCOMPASSING	INFIDELITY	
EXCRETING	ISOTOPIC	

Assorted Words 129

```
Q F M E X P A T R I A T E B O
T S E R U M E D E N G I S E D
L S S L E E V E L E S S N W R
D L E T H A R G I C A L L Y I
R O T A C I L P U D T I G O L
T N E M I D O B M E M E A N T
K L D E L I V E R E R F N T Y
R E T A T S N E E D I N G R G
R O V P H L A U N D E R S A J
Y T I L A U T I R I P S T S S
Z H Q T N E M L L O R N E H E
H L G N I K C U H S S G R I X
F R A W D E V I A N T E S E P
X K O G N I N O I T P A C S O
S H U T T L E C O C K E D T T
```

CAPTIONING	ENROLLMENT	SEXPOT
DELIVERER	EXPATRIATE	SHUCKING
DEMUREST	GANGSTERS	SHUTTLECOCKED
DESIGNED	LAUNDERS	SLEEVELESS
DEVIANT	LETHARGICALLY	SPIRITUALITY
DUPLICATOR	MEANT	STATER
DWARF	NEEDING	TRASHIEST
EMBODIMENT	SAILS	

Assorted Words 130

```
D  A  G  U  C  E  K  I  C  K  Y  U  N  O  H
G  E  W  D  I  V  I  N  I  T  Y  P  K  V  A
M  N  T  D  E  S  P  A  I  R  S  L  M  S  R
G  B  E  N  D  S  T  S  U  G  S  I  D  G  V
E  H  O  T  A  G  S  F  K  G  D  F  Z  A  E
D  X  D  N  A  V  N  O  O  K  R  T  B  W  S
C  E  C  U  P  E  I  I  B  E  J  E  W  K  T
I  K  T  I  S  S  B  L  L  M  T  D  V  I  E
M  F  R  A  S  G  R  P  L  L  I  A  R  E  D
Y  Q  T  K  T  I  O  E  P  A  E  L  L  R  P
H  H  Q  G  S  S  N  L  U  O  G  M  C  I  H
E  H  T  E  E  T  A  G  A  Q  C  N  M  V  P
S  C  A  L  P  M  P  V  W  T  N  D  U  U  B
O  K  S  R  E  U  C  S  E  R  A  O  F  K  P
D  O  V  E  R  S  P  E  N  D  S  C  C  A  G
```

BEATEN	DEVASTATED	KICKY
BENDS	DISGUSTS	OVERSPENDS
BOSSED	DIVINITY	PUMMELLING
CATALOGS	EXCISING	RESCUERS
CLIMB	FOETAL	SCALP
CONQUERS	GALLIVANTED	TEETHE
DERAIL	GAWKIER	UPLIFTED
DESPAIRS	HARVESTED	

Assorted Words 131

```
E  T  D  D  H  Y  D  R  O  S  P  H  E  R  E
H  Q  A  E  R  S  E  L  G  N  I  M  M  O  C
M  I  K  K  X  E  S  I  W  K  C  O  L  C  Y
A  I  R  E  H  T  H  P  I  D  N  I  G  D  R
T  Z  Q  A  G  C  D  T  M  L  X  O  J  K  E
C  O  Q  P  G  I  I  V  I  B  T  E  L  C  D
H  F  C  A  N  N  I  B  A  L  W  D  T  L  I
B  U  T  Q  R  C  I  P  R  O  B  L  E  M  S
O  R  C  L  H  H  O  H  S  T  O  P  A  E  T
X  R  S  F  I  O  V  C  S  G  W  B  N  H  R
D  I  S  O  W  N  S  L  K  I  N  V  I  U  I
T  E  G  J  I  A  E  K  K  N  N  I  H  Z  C
X  R  T  H  T  D  O  U  N  U  E  I  D  G  T
S  P  L  A  S  H  E  D  P  I  D  Y  F  I  C
R  U  E  Z  I  L  A  R  O  M  R  H  S  P  S
```

BLITHER	FINISHING	REDISTRICT
CANNIBAL	FURRIER	RINKS
CINCHONA	HYDROSPHERE	SIDING
CLOCKWISE	KNOLL	SPLASHED
COCKNEYS	LINEUP	TEAPOTS
COMMINGLES	MATCHBOX	
DIPHTHERIA	MORALIZE	
DISOWNS	PROBLEMS	

Assorted Words 132

```
N U T M E A T S F W I S E L Y
V B S E I T I L I B A N I E N
C O U N T E R F E I T I W L J
R G O S M D D E L D D U M L S
G H N H I A M B D U F U P T T
S N B I A N B P S S W J O O A
S Q I S T N E S Y J Y K Q R M
S A U T E A O S O L R T Z S P
X U L I I L E I S R I M T I E
R I M E S S P R T W B K Z O D
S T A H W H O P U A O I C N F
U D T H E S E P A A T M H U N
V U B M D A N D E R L I E A L
E V I T N E C N I D G B G N H
L I C E N T I O U S L Y Y A M
```

ABSORB	INABILITIES	SQUISHED
AGITATION	INCENTIVE	STAMPED
BUSINESSWOMEN	LAUREATING	THESE
COUNTERFEIT	LICENTIOUSLY	TORSION
DANDER	LUCKILY	WHATS
DEPOSITING	MUDDLED	WISELY
FIELDS	NUTMEATS	
GRAPPLES	PROUD	

Assorted Words 133

```
W Y C A X H C O V E R W O R K
G O D Q L B A C L W P V J I R
S H T E G F T R D U E C A L C
E Z G S E M F E I P X V B A O
B A C T E R I A S I A S B U N
B M D U A B S T S T L N E N T
Y P B E E T H O E U T M R D R
M O H O W L E R R I A U I R A
Y U G S R E V S T T T D N E P
S L A T S T D U A A I G G S U
B E L L O W S L T R O U M S N
Z S R I N J F R I Y N A O E T
W C I U V R W T O M W R U S A
G A R E C I T E N E R D O B L
S Q Q L I N C H P I N S P J H
```

AMPOULES	DISSERTATION	OVERWORK
BACTERIAS	EXALTATION	PITUITARY
BELLOWS	HOWLER	RECITE
BESTOW	JABBERING	REEDY
CATFISH	LAUNDRESSES	SLATS
CIVILLY	LINCHPINS	
CONTRAPUNTAL	MILDEWED	
CREATOR	MUDGUARDS	

Assorted Words 134

```
S O S L I S C H R O M E D T N
I S B U B E E B S R E B M I L
T T E Z M F N S A O F Z F F J
E G E N V M S I I T X C J F M
R M X E E R O X L X E C G Y A
A I I U L V R N W D A D H H R
T L C H A F I N G L R G F A I
E E M O B A O S L I L A C U T
D S U L U I U S U J C V H G A
Q T R D M L S Y G F M R F H L
I O D Y D E L N X K F E F T V
C N E B B D Y U R N O E F I R
J E R I E X C H E Q U E R E U
G S S E L U S I V E N E S S J
H I P P O P O T A M U S C T R
```

AXISES	FAILED	MARITAL
BATED	FLEET	MILESTONES
CENSORIOUSLY	HARDLINE	MURDERS
CHAFING	HAUGHTIEST	SUMMON
CHROMED	HIPPOPOTAMUS	
EFFUSIVENESS	ITERATED	
ELUSIVENESS	LILAC	
EXCHEQUER	LIMBERS	

Assorted Words 135

```
L D D I S G R U N T L E D Z L
I A B E G R U D G I N G L Y I
H V D B Z T E S T G E R A S M
W E R U A I S T H S A A N W B
A R X N A L M W E Y O B Q E L
R G E I C C M I E M S S E E E
D E C O N I O S N L O T L T S
E D V N M G G N S I R M E E S
D S C S N T J R S E M U E R T
G N I A N I T R E C N O C N S
G Z E I L R E V O L R T E A A
R E C R U I T I N G L I P E Q
V S E I L F E S R O H A P A P
G N I Z I R O P M E T X E T Y
L X C D V G N I N E P P A H S
```

ALLERGIC	CONSCRIPTS	LIMBLESS
ANEMOMETERS	CURLEWS	MINIMIZE
APTNESS	DISGRUNTLED	OVERLIE
BALMS	EXTEMPORIZING	RECRUITING
BEGRUDGINGLY	GRABS	SHYSTERS
BUNIONS	HAPPENING	SWEETER
CAUDAL	HEXING	VERGED
CONCERTINAING	HORSEFLIES	WARDED

Assorted Words 136

```
G P L A T Y P U S P A P A C Y
T S R E L L I K N I A P A D T
N A L U F E T A H K G M A V R
E N T R A P P I N G W S X E O
X X R L S E D A M E R B Y L U
P P H Z G O V E R R U L E D N
A G Y U R E V I T C E N N O C
N Y C A M I T N I A K P C C E
D M D S R E F L O G O V J Y T
E C D E U C S I M A E M C A S
D I L C C O M P I L A T I O N
S T N E V N I E R F L A D I T
T G I O M H O N I M O L A P W
W D K B O G N I T U O L C G X
U C O N F O R M E D Y R R O F
```

CLOUTING	HATEFUL	PLATYPUS
COMPILATION	INTIMACY	REINVENTS
CONFORMED	MISCUED	REMADES
CONNECTIVE	MOATED	TIDAL
ENTRAPPING	OVERRULED	TROUNCE
EXHUMES	PAINKILLERS	
EXPANDED	PALOMINO	
GOLFERS	PAPACY	

Assorted Words 137

```
Y  A  P  T  T  G  R  K  T  R  U  D  G  E  D
Q  S  K  P  B  B  N  A  F  F  I  R  M  E  D
U  V  S  D  P  Q  H  I  L  J  O  X  I  L  M
A  C  M  A  E  G  M  Y  R  L  N  A  I  L  U
R  J  L  O  R  T  N  O  C  E  Y  T  V  L  Q
R  L  K  X  U  B  E  I  R  U  V  E  T  K  E
E  A  X  T  K  R  X  L  Y  T  T  A  M  N  W
L  U  X  U  R  I  A  T  E  A  G  L  L  J  N
S  A  N  D  B  A  G  Y  F  D  S  A  A  A  B
O  E  S  T  E  E  P  E  R  E  I  S  G  S  P
M  D  S  T  H  G  I  L  T  O  O  F  E  E  S
E  Q  B  U  Y  C  O  F  U  N  C  L  E  D  R
M  A  Y  P  O  L  E  R  Q  M  O  J  B  F  X
V  O  W  E  D  H  T  B  E  F  S  C  M  O  C
X  W  T  S  E  I  M  A  E  S  E  K  L  X  Q
```

AFFIRMED	GORES	RALLY
BRASSY	HOUSES	SANDBAG
CONTROL	LUXURIATE	SEAMIEST
CUTLASS	MAYPOLE	STEEPER
DELETED	MORTGAGER	TRUDGED
ELIXIR	PALAVERING	UNCLED
ESSAYING	PLUMS	VOWED
FOOTLIGHTS	QUARRELSOME	

Assorted Words 138

```
R  A  D  J  O  I  N  I  N  G  T  M  W  W  P
O  D  E  X  T  E  R  O  U  S  O  G  I  H  R
T  M  T  I  M  U  S  K  I  N  E  S  S  E  E
T  I  M  H  I  G  N  I  L  G  N  I  J  E  P
E  S  N  E  G  L  U  F  T  S  E  R  R  Z  U
N  S  E  A  T  I  V  R  O  B  R  A  E  E  D
S  I  D  L  B  A  S  D  K  L  G  Q  S  M  I
P  B  R  F  U  O  M  E  N  P  I  C  T  I  A
U  I  A  A  Q  P  B  K  Y  F  Z  A  F  M  T
D  L  D  A  T  U  M  S  C  E  E  Y  U  I  I
D  I  S  S  O  C  I  A  T  E  S  R  L  C  O
L  T  E  E  N  I  C  R  O  P  H  E  L  R  N
E  Y  L  T  N  A  L  I  B  U  J  C  Y  Y  S
X  A  B  E  S  T  N  A  T  L  U  S  N  O  C
S  G  N  O  R  A  S  G  N  I  D  N  I  B  V
```

ADJOINING	DEXTEROUS	NABOBS
ADMISSIBILITY	DISSOCIATES	PORCINE
AMPULES	ENERGIZES	PUDDLE
ARBORVITAES	EYESIGHT	REPUDIATIONS
BINDING	JINGLING	RESTFUL
CHECKMATE	JUBILANTLY	RESTFULLY
CONSULTANTS	MIMICRY	ROTTENS
DATUM	MUSKINESS	SARONGS

Assorted Words 139

```
V  M  S  I  R  A  I  G  A  L  P  Z  P  N  L
G  Y  Q  L  O  U  D  N  E  S  S  Z  J  N  G
N  O  T  I  O  N  A  L  H  L  M  O  A  O  S
D  E  N  I  A  D  S  I  D  D  O  B  M  N  I
S  E  T  A  R  U  G  U  A  N  I  A  M  E  N
M  S  L  E  X  A  G  G  E  R  A  T  I  N  G
R  A  Y  L  L  U  O  F  W  N  D  T  N  T  E
G  C  L  L  A  Y  R  R  A  C  I  L  G  I  R
Q  D  R  U  B  B  I  N  G  I  C  E  S  T  V
C  L  I  P  P  I  N  G  S  P  K  M  N  I  B
G  A  S  T  R  O  N  O  M  Y  I  E  A  E  W
Z  L  N  S  E  S  U  F  N  I  E  N  R  S  B
F  A  I  N  E  R  M  Y  K  N  S  T  L  O  B
V  T  S  E  D  N  U  O  R  O  A  S  E  B  M
S  R  E  T  S  N  U  P  G  L  F  C  D  R  G
```

BATTLEMENTS	EXAGGERATING	NONENTITIES
BOLTS	FAINER	NOTIONAL
CANNONBALLED	FOULLY	PLAGIARISM
CARRYALL	GASTRONOMY	PUNSTERS
CLIPPINGS	INAUGURATES	ROUNDEST
DICKIES	INFUSES	SINGER
DISDAINED	JAMMING	SNARLED
DRUBBING	LOUDNESS	

Assorted Words 140

```
N V A W D C A L I B E R W M I
H T T U G N K S X R E G D E L
O L I D T O I D H D E P P A P
R X P E B O F R E T R N J O A
G M T L H F M E A D R B V K R
I I O I A X L A B M A A H U R
A D P B Y F S A T H A H Y C I
S W X E S X B E S I I T S F C
T I Y R T S I M E H C O I B I
I V W A A W D P U S B A F P D
C I G T C S Y P W I E U L V E
Q N B E K M P X A R C R L L S
F G A D I C E C A P S L O B Y
M L G T S E F I N A M Z A F W
H Y L B A R A P M O C N I C W
```

ASHTRAY	FORESEES	PAPPED
AUTOMATICALLY	HAYSTACK	PARRICIDES
BEFOG	ICECAPS	SHADED
BIOCHEMISTRY	INCOMPARABLY	TAMARIND
CALCIUM	LEDGER	TIPTOP
CALIBER	MANIFEST	
DELIBERATED	MIDWIVING	
FLASHBULB	ORGIASTIC	

Assorted Words 141

```
P  W  G  Q  D  P  S  U  O  I  V  I  L  B  O
E  E  E  N  I  L  D  R  A  H  W  U  W  R  K
R  T  V  R  I  S  J  X  C  A  K  H  O  E  Y
P  D  E  V  O  T  G  N  I  I  B  I  L  A  P
E  R  P  R  Y  T  A  P  J  Y  B  T  F  T  R
T  E  E  S  A  B  A  L  G  Q  L  C  I  H  O
U  P  D  S  F  C  J  N  O  K  Y  H  S  L  S
A  T  D  A  U  R  H  O  I  P  U  E  H  E  T
T  I  L  J  B  T  A  I  Y  M  A  D  A  S  I
I  L  E  E  U  E  A  C  C  O  O  R  B  S  T
N  E  D  X  L  H  M  I  T  K  Y  N  T  O  U
G  S  V  D  G  H  K  P  H  U  P  K  E  X  T
D  O  O  H  I  L  E  V  I  L  R  E  O  D  E
T  B  S  G  N  I  T  I  B  M  B  E  A  O  S
V  Q  K  C  G  R  A  V  I  O  L  I  S  S  H
```

ABASE	EXTRAPOLATING	PEDDLED
ALIBIING	FRACTURES	PERPETUATING
BITINGS	HARDLINE	PROSTITUTES
BREATHLESS	HIATUS	RAVIOLI
BULGING	HITCHED	REPTILES
CARET	HOOKY	WOLFISH
CHICKPEAS	LIVELIHOOD	
DENOMINATOR	OBLIVIOUS	

Assorted Words 142

```
D C I S T M A R Q U E S S J P
D E G A M A D E Z I T U P E D
J E T A R E D I S N O C L L I
U R E T I L H O N W Y V I L S
I S D R A G E R S I D W T I A
F D J D P B V O C A T I V E G
L B V U A I M E X A L T C S R
I S E R I A N O I L L I B M E
R U A V T M Z I C E O Y O X E
T Q K T E L W A O N W D O R D
E G S G O L A N A N F A S R B
D Y X V I M E H G C T D T S Z
P J U C L E I D P A L R U B N
E O B T M M T C C S H S M F U
Y F E L A S T I C H A F I N G
```

ANALOGS	COMBATTED	FLIRTED
ASPHALT	CONSIDERATE	JELLIES
ATOMIC	DAMAGED	LITER
BEVELED	DEPUTIZED	MARQUESS
BILLIONAIRES	DISAGREED	PINION
BROIL	DISREGARDS	VOCATIVE
BURLAP	ELASTIC	
CHAFING	EXALT	

Assorted Words 143

```
S  T  R  A  C  T  O  R  H  Y  K  L  I  M  G
T  O  R  D  X  D  E  K  R  A  P  S  T  A  O
A  L  P  H  A  B  E  T  I  Z  I  N  G  R  S
L  R  Z  B  C  A  P  A  B  L  Y  R  U  I  I
K  E  D  C  V  S  R  I  S  I  N  G  Y  N  E
E  C  G  E  C  E  G  N  I  T  I  P  S  A  X
R  I  F  O  R  M  I  N  G  G  O  C  Y  D  C
S  T  N  E  M  E  V  A  E  R  E  B  X  E  E
L  E  Y  C  I  N  D  E  R  E  D  U  A  S  L
N  O  P  M  A  T  S  L  O  S  T  V  Y  J  L
R  Q  L  U  V  S  J  X  U  E  D  Z  K  P  E
D  R  I  N  K  E  R  S  G  O  Q  O  A  B  N
S  T  I  F  F  E  N  E  D  R  B  T  O  B  T
E  M  B  R  O  I  D  E  R  I  N  G  P  L  N
G  U  P  A  I  S  B  D  E  L  L  I  K  S  F
```

ALPHABETIZING	EXCELLENT	RISING
BASEMENTS	FLOODS	SKILLED
BEREAVEMENTS	FORMING	SPARKED
BOULDERED	HAIRY	SPITING
CAPABLY	JABOTS	STALKERS
CINDERED	MARINADES	STIFFENED
DRINKERS	MILKY	TAMPON
EMBROIDERING	RECITE	TRACTOR

Assorted Words 144

```
G  N  I  V  A  T  S  G  N  I  D  N  U  O  S
D  R  I  B  G  N  I  M  M  U  H  O  N  R  O
S  I  N  S  T  R  U  C  T  I  O  N  S  I  V
O  C  S  T  S  S  E  N  L  U  F  R  A  E  F
G  O  I  M  O  D  R  E  E  T  S  A  L  N  G
P  N  J  T  E  G  R  E  L  T  S  O  H  T  L
O  V  I  Y  R  M  N  A  H  R  Q  H  H  A  U
V  I  S  K  D  A  B  I  Z  C  A  N  C  L  T
E  N  L  C  C  I  H  E  N  Z  T  S  I  S  T
R  C  U  O  A  U  Y  T  R  I  U  A  P  P  O
S  E  P  Y  U  Z  D  V  A  M  O  B  W  Y  N
L  R  I  G  I  D  I  T  Y  C  E  J  J  B  O
E  G  N  T  S  E  I  K  N  U  J  N  N  P  U
P  W  E  L  E  C  T  R  O  P  L  A  T  E  S
T  O  N  K  P  O  T  Y  X  A  L  E  R  Q  Q
```

BUZZARDS	GLUTTONOUS	RASPY
CATHARTICS	HOSTLER	RELAX
CONVINCE	HUMMINGBIRD	RIGIDITY
DISMEMBERMENT	INSTRUCTIONS	SOUNDINGS
DUCKING	JUNKIEST	STAVING
ELECTROPLATES	LUPINE	STEER
ENJOINING	ORIENTALS	TOPKNOT
FEARFULNESS	OVERSLEPT	WATCHERS

Puzzle #145

Assorted Words 145

```
S  S  T  N  E  M  E  G  D  U  J  L  O  P  S
E  T  U  D  T  S  E  S  R  A  E  H  K  M  O
W  Y  S  O  L  I  M  I  T  A  T  I  O  N  S
J  Y  C  E  N  I  S  U  K  G  T  U  S  F  X
A  O  W  Y  H  I  D  H  I  E  Q  I  U  K  H
L  B  T  R  B  E  G  E  R  M  Q  Y  N  W  O
Y  B  S  S  R  G  B  A  D  A  E  F  E  G  U
M  T  N  T  E  T  N  E  L  U  P  R  O  C  S
P  R  S  O  A  I  I  I  T  I  C  N  P  I  E
H  I  A  U  K  I  D  N  T  A  T  A  E  X  W
A  M  Q  A  D  M  N  U  L  T  G  R  T  L  I
T  M  A  X  O  B  P  Q  O  E  U  I  A  E  F
I  E  M  E  W  V  F  T  F  L  T  G  T  C  E
C  R  Z  Q  N  P  A  L  E  D  C  S  S  I  T
S  Q  R  D  U  M  F  O  U  N  D  S  K  D  L
```

ABSTAIN	EDUCATE	LITIGATE
BEHESTS	GRATINGS	LYMPHATIC
BREAKDOWN	GUTTING	PALED
CARTILAGINOUS	HEARSES	PREMIUMS
CLOUDIEST	HOUSEWIFE	RATING
CORPULENT	INLETS	SHRAPNEL
DUMFOUNDS	JUDGEMENT	TRIMMER
DUSTY	LIMITATIONS	

Assorted Words 146

```
C L A T N E M E R C N I A P V
D O S D A E H R E G G O L R H
H T L S E A D I V I D E N D B
P A J L E F A H U M I D I T Y
S C B W A C F E E L S W L S S
H U L I D R N E N R C B A P T
S O O E T E S A R P O A M E A
I M P I A U R T D J M I E E I
Z N U E R N A E L R P G N D N
H R A R F B S L K H O U T E I
O W K N T U U I L C S C S R N
F R P B I C L G N Y I X N V G
H C A X L T E L U G N L T O X
P I G G E D Y P Y L G H F Y C
I E M B A R R A S S I N G S M
```

CLEANSING	HEROINE	PIGGED
COLLARS	HOPEFULLY	REFFED
CONCORDANCES	HUMIDITY	SPECTRUMS
DISCOMPOSING	INANITY	SPEEDER
DIVIDEND	INCREMENTAL	STAINING
EMBARRASSING	LAMENTS	
FLICKERED	LOGGERHEADS	
HABITUALLY	LUGUBRIOUS	

Puzzle #147

Assorted Words 147

```
R  L  G  L  F  S  E  A  R  T  H  W  O  R  K
B  D  N  A  B  A  R  T  N  O  C  I  P  Z  M
I  N  C  H  O  A  T  I  N  G  U  Q  B  U  F
D  S  N  W  O  D  K  C  A  R  C  C  H  D  W
G  I  U  R  V  W  F  D  P  H  O  B  F  O  Q
G  N  E  L  E  A  F  I  E  R  C  P  P  M  G
D  A  I  H  M  I  B  H  B  C  P  M  A  I  E
C  U  N  T  T  O  R  D  L  D  L  W  R  N  X
A  S  M  G  P  R  C  E  U  M  E  R  T  A  P
U  L  B  B  L  M  A  V  E  Z  Q  I  O  T  E
B  E  L  J  F  I  E  P  J  H  C  G  O  E  L
K  A  G  I  M  O  O  T  A  N  C  G  K  S  L
X  Z  F  K  V  B  U  N  Y  F  P  L  C  H  E
P  E  N  T  A  G  O  N  S  X  J  Y  Y  I  D
Q  S  K  M  V  G  E  O  D  E  S  I  C  W  A
```

APARTHEID	EARTHWORK	SLEAZES
ARMCHAIRS	EXPELLED	TEMPTING
BLUEJAYS	GANGLION	VILLA
CHEERIER	GEODESIC	WRIGGLY
CONTRABAND	INCHOATING	
CRACKDOWNS	LEAFIER	
DOMINATES	PARTOOK	
DUMBFOUND	PENTAGONS	

Assorted Words 148

```
P  P  O  R  T  S  B  M  O  C  Y  E  N  O  H
R  R  R  C  Q  L  E  C  A  V  A  Y  S  R  L
E  O  E  Q  K  O  R  R  S  D  N  T  W  E  N
D  T  V  D  I  T  L  E  O  T  D  A  A  E  O
O  E  E  T  N  H  S  E  D  L  I  S  T  N  N
M  S  R  X  D  E  L  P  U  N  P  T  C  T  B
I  T  E  M  E  D  F  I  D  R  I  E  H  R  R
N  E  N  Y  S  D  J  E  M  R  X  L  D  I  E
A  D  C  A  T  I  E  S  N  O  V  E  B  E  A
N  X  I  U  I  T  F  T  M  J  U  S  M  S  K
T  I  N  U  Z  R  A  G  N  I  S  S  O  M  A
L  K  G  A  F  S  I  B  E  Z  M  J  I  D  B
Y  M  U  S  I  C  A  L  S  L  O  K  N  N  L
R  O  T  T  E  N  S  N  Y  G  V  L  F  I  E
M  A  N  I  F  E  S  T  O  I  N  G  R  G  B
```

AIRILY	MANIFESTOING	REVERENCING
BATTY	MOSSING	ROTTENS
BLINDER	MUSICALS	SLOTHED
CREEPIEST	NONBREAKABLE	SWATCH
DEPLORES	PORTS	TASTELESS
HONEYCOMBS	PREDOMINANTLY	
KINDEST	PROTESTED	
LIMOUSINE	REENTRIES	

Assorted Words 149

```
T N I O N A S P O U L T I C E
X Y H G G O I R E R A G L U V
B P E G N N I R E K G Z O M V
U N X P T I I P B D R B Y A P
R K N W I F N D R R E V B M I
E L E D F S C E N O U E W B G
A X O R E A T A V U F S R O G
U W P C A T T E R A O I H B I
C A Z O K T A H M R E P L E E
R T Z Y U S I M E O Y L Y E S
A T X R G N T N K A L A T Q D
C E O W C O D E K C D O L I U
I S N F O B T E P I E S G L L
E T N I A L R E D N U H B Y N
S P E R C E P T I O N S C C A
```

AIRBRUSHES	FATHEADS	POUNDING
ANOINT	KERATIN	PROFILED
BREEDERS	LEAVENING	UNDERLAIN
BUREAUCRACIES	LOCKSTEP	VULGARER
CARRYALL	MAMBO	WATTEST
CHECKMATED	PERCEPTIONS	ZYGOTE
EPISTEMOLOGY	PIGGIES	
EXPOUNDED	POULTICE	

Assorted Words 150

```
A  A  S  I  S  O  R  O  P  O  E  T  S  O  C
D  B  O  L  S  E  S  D  E  R  E  W  E  K  S
D  O  E  Y  A  S  V  K  T  U  T  U  S  O  C
H  E  O  T  L  R  E  R  C  Q  Q  H  T  V  A
Y  E  R  H  Y  E  E  I  E  O  V  B  H  E  V
L  I  A  A  E  C  S  V  N  W  L  A  B  R  E
V  J  Y  S  H  S  O  R  E  O  S  R  G  S  N
O  S  U  N  H  S  L  K  A  S  R  R  A  T  G
F  F  N  D  O  F  C  A  U  O  V  I  B  O  I
T  R  O  O  K  S  A  H  F  E  H  C  A  C  N
E  D  I  R  W  S  H  S  C  M  L  A  O  K  G
W  A  U  N  V  Q  O  E  T  T  J  D  D  I  U
Z  M  J  S  G  J  C  Y  D  I  I  I  L  N  O
T  F  U  G  U  E  K  E  J  J  N  N  J  G  V
E  U  Q  R  O  T  S  E  A  F  B  G  S  K  C
```

BARRICADING	IRONIES	SEVERAL
BIVOUAC	LEUKOCYTE	SHARED
FALSEHOOD	NOSHED	SKEWERED
FASTING	OARLOCKS	SNITCH
FRINGES	OSTEOPOROSIS	SWERVE
FUGUE	OVERSTOCKING	TORQUE
HOARSELY	ROOKS	TUTUS
HOCKS	SCAVENGING	

Puzzle # 1
ASSORTED WORDS 1

	D	R	A	I	N	E	D							
	I			S	N	O	T	O	H	P				
D	S	N	O	N	R	E	F	I	L	L	A	B	L	E
I	C	S	T			B	R	O	W	B	E	A	T	
V	O	H	H	V	A	G	A	B	O	N	D	E	D	
E	M	O	R		D	E	C	L	I	N	E			
R	F	R	E	E	B	E	E		K					C
S	O	T	S	B	U	R	G	E	R	S				A
I	R	C	H				S				I			M
F	T	U	O		E	T	A	L	O	S	I	D		P
I	I	T	L			S	D	N	E	P	M	I	E	E
E	N	S	D					L	E	V	E	L		S
S	G	R	E	S	T	I	V	E			A			T
	D	E	D	N	U	O	P	M	I			R		
					Q	U	E	N	C	H	I	N	G	

Puzzle # 2
ASSORTED WORDS 2

				G	N	I	R	E	H	T	R	U	F	
	P	U	L	M	O	N	A	R	Y					
A					S	S	E	N	T	F	O	S		
S	C	H	O	L	E	R	I	C					S	
	T	C			H			S					O	C
	S	I	E	W	N	O	I	T	A	T	O	L	F	R
		Y	B	L	A	T	O	T	E	E	T		T	O
			A	B	E	I		D			D		E	I
			L	A	R	S		E				I	N	S
			E	R	A	T	R	D			C	I	S	
D	E	T	C	E	J	B	O	T	S	E		R	N	A
	C	O	N	T	R	I	V	E	S	B	I	G	N	
	T	I	N	G	E	D	L	A	N	D	S	M		T
N	O	I	T	A	Z	I	N	O	I			P	A	S
U	N	I	T	I	E	S	I	S	O	H	R	R	I	C

Puzzle # 3
ASSORTED WORDS 3

	D	E	T	N	E	M	E	V	A	P				H
				P	I	T	T	E	D			R	U	C
R		G	N	I	R	E	H	T	O	M	S	H	N	H
A				C		D	E	D	R	O	W	E	C	E
C	D			O	D	R	I	B	L	E	T	H	C	
E		E			G	N	I	B	B	A	D	O	B	K
C	R	E	L	L	U	R	C	S				R	A	E
O	X	I	D	I	Z	E	S	E	C			I	C	D
U			K	A				S	O			C	K	
R			H		M				S	R		E		
S		S	R	A	L	I	M	I	S	S	I	D	D	
E	L	O	O	K	A	L	I	K	E				O	E
S			I	S	E	N	A	F	O	R	P	N	D	
	C	I	T	S	I	S	S	I	C	R	A	N		
	G	N	I	G	G	O	R	F	P	A	E	L		

Puzzle # 4
ASSORTED WORDS 4

			D		G	R	E	L	U	C	T	A	N	T
			F	I	G	U	R	E	S	T	P	M	E	T
I		D			S		I	O	S	N				
M	C	F	E	R	R	E	D	L	U	L	O			
P	O	E		L	I		M		E	N	W	S		
U	N	M	L	D	T	N		B			D	A	A	
T	C	I	I	I	E	T	N		O			U	H	M
A	U	N	Q		N	R	O	O		W			P	S
T	R	I	U			A	A	M	V	Y	E	N	O	M
I	R	S	O				P	W		A	X	L		
O	E	M	R	A	R	G	U	M	E	N	T		E	
N	D	R	O	C	K	E	T	S	A	B	R	I		D
S	S	P	U	O	L	A	T	N	A	C	A		N	
			I	N	D	E	C	O	R	O	U	S		G
				C	A	T	A	L	Y	S	T	S		

Puzzle # 5
ASSORTED WORDS 5

		D		S	Y	O	V	N	O	C				
M	S	R	E	N	I	L	D	R	A	H				
U	B		S	R			C		G	T	H	R	O	B
S		L		R	E		H			N				
S	M		O		E	V	A					I		
E	E	B	R	O	W	N	I	E	S			X		
D	T	H		D	D	S	N	L		T			E	
	E		S	G	E	M	E	U	E		R			H
	R		I	A	T	O	H	R	D		A			
	I		S	S	L	B	O	B	C	T			E	
	N		L	N	L	A	G	I	R	N				H
	G			L	G	E	E	I	L	I	O			
	E	S	O	P	M	I	I	B	T	B	E	M	R	
S	T	E	S	S	A		K	E	M			S	S	F
		S	T	S	I	L	A	I	R	E	P	M	I	

Puzzle # 6
ASSORTED WORDS 6

C	A	R	C	I	N	O	M	A	T	A				M
		S			G	N	I	T	E	K	C	O	P	I
H		R	E	I	R	E	E	H	C			R		M
E		N	E	L		S		M	S				I	I
A		U	N		B	C	D	D	S	W				C
L		M	S		U	A		E	E	D	O			K
T		S	L		C	B	K		N	L	R	L		E
H	D	K	A		K	B		A		E	T	A	S	D
F	S	U	V		S	A	T	R	E	V	D	A	U	
U	T	L	E		A	R				R		L	S	G
L	R	L	S	L	W	D				B		O		
N	E	S			F	L	A	N	N	E	L	L	E	D
E	T			S	N	I	A	D	R	O	E	R	O	F
S	C					G	N	I	H	C	O	O	M	
S	H		N	U	T	M	E	G	G	E	D			

Puzzle # 7
ASSORTED WORDS 7

P	O	L	Y	P	H	O	N	I	C						
				I	N	I	T	I	A	T	E	S			
					G	N	I	S	S	I	M	S	I	D	
						P	U	N	I	S	H	M	E	N	T
				M	A	N	I	F	O	L	D	S			
				G	N	I	N	I	O	L	R	U	P		
B	U	D	G	E	R	I	G	A	R	S					
		C	H	O	R	E	O	G	R	A	P	H	I	C	C
R							C	S	K	Y	I	N	G	P	
E							S	P	O	L	E	V	E	D	O
T			A	I	L	I	H	P	O	M	E	H			K
R	I	O	T	E	R						K				E
E		S	E	T	A	P	I	T	S	N	O	C			Y
A		O	B	S	E	R	V	E	R						U
T		M	A	N	H	A	N	D	L	I	N	G	T		

Puzzle # 8
ASSORTED WORDS 8

			E	V	E	R	Y	B	O	D	Y			S
	P					B	R	A	S	S	I	E	S	T
R	E				S	E	S	U	S	I	M	W		A
U	N	E	X	T	R	E	M	I	S	T	M	E		L
E	C	N	I	G	H	T	L	Y			I	T	C	L
F	H				P	E	L	T	E	D	N	N	H	E
U	A	A	D	V	E	R	T	I	S	E	G	E	E	D
L	N	Y	F	I	L	P	M	I	S	A			S	C
	T			M	E	N	H	A	D	E	N	C	S	K
V	S	N	I	T	A	S			S	K	N	I	R	D
A			T	S	E	F	E	I	R	B				O
I	G	N	I	P	M	U	R	E	G	N	A			O
N		C	A	N	D	L	E	L	I	G	H	T		M
E				N	O	I	T	A	I	D	A	R	R	I
R				D	E	M	A	R	G	O	R	P	E	D

Puzzle # 9
ASSORTED WORDS 9

```
        S E S U O H R E W O P
            D           S G A H S U
    D R I F T I N G N I K C I N
              P H A L L U S       C
G N I M A R G O R P E D M       A
    D E V O T E E G I       E     N
S I       S G M T D N S     D     N
U S         E N E A E I T I       I
C P       C L I M B C S A         L
C E           A L O E N S         Y
E L       S P M A D G R D U I
S L S E I K C A T   N I     O H
S I M M O B I L I Z E A A       J
O N   R E F L E C T S     D L
R G       P E R S U A S I O N S
```

Puzzle # 10
ASSORTED WORDS 10

```
      C O M E D I A N S N L I K O
S       R U T A M I R P M I     V
O S E L U N A R G             N E
U G N I M A E R C           E R
R L   E Y S       O         T S
P A     K L T       B       H U
U C     H C S O       O     E P
S U       A I U H A I R S R P
S N         U S O S       R M L
B A T T E N I N G M         O Y
R E T A I N E R C   R       S C
O S E T A M P L E H   O     T
O       S D R A O B Y E K N
F   S L A I R O M E M S     E
S H I R K I N G Y L I D W A B
```

Puzzle # 11
ASSORTED WORDS 11

```
          L L I R G       C B
  M A S Q U E R A D E R Y L R
A S Y N C H R O N O U S N E E
    D         A R S O N I S T
G S R E T U O           C S A
  N D S D L O H E E R F I E R
    I E A R O L F       S D D
      T T   O           M N S
        A A   F S N O I G E L
G N I Y F I L A U Q S I D S
S L L E T E R U           S
S N I X O T   O C I B O H P
  P E N G U I N C A
G N I G A S S A M X J
        E X T R E M E E
```

Puzzle # 12
ASSORTED WORDS 12

```
V I G I L S P A L P A T I O N
        T N E I C S E R P
S E N I L T S A O C G
    N E G O R D Y H T R A E H
      C O N D I T I O N I N G
S M R I F F A   G I N S E N G
        P O R T R A Y A L S
      C A N N I B A L I S M     I
T A N G L E D Y N Y G O S I M
H         S O L L I D A M R A
    E   S E D E C C A           G
M E A N I N G S                 E
M U R D E R E R S C A T T E R
        Y   S T N A D N O F Y
    D I N E R E R E E H S
```

Puzzle # 13
ASSORTED WORDS 13

```
R E P E T I T I O N
D E I L L A D Y L L I D
      S A N D P A P E R
  G   S T N A C S E D
S E G R A B R S U C C U M B
G R A T E R S E O C C A B O T
  M     U   K S I L E B O     O
S I       P S I N K H O L E C
C N         N S T U O K O O C
R A   N E S T I N G     O       U
A L E G I T I M I Z E D H       R
P         S H R U G N I T L A S
E R U T I N E G O M I R P
R               A D J U S T E R S
D E T E M M U L P
```

Puzzle # 14
ASSORTED WORDS 14

```
                  Y T I N U M M I
            S D E R B N I
        E Z I N R E T A R F
S T F A R D S U F F U S I O N         N
N   M F R E E L O A D E D             M
I Y L E T A R U D B O                 I
G       M       R       G            N
H H       B       E       O          I
T   C       S E D A F         F      S
C S T N I O P R E T N U O C          T
A         U   C E S S P O O L E      R
P         T R U C K I N G C          R
S   G N I H C A O R C N E            I
      B M O C Y E N O H              A
      A T A M O H P M Y L            L
```

Puzzle # 15
ASSORTED WORDS 15

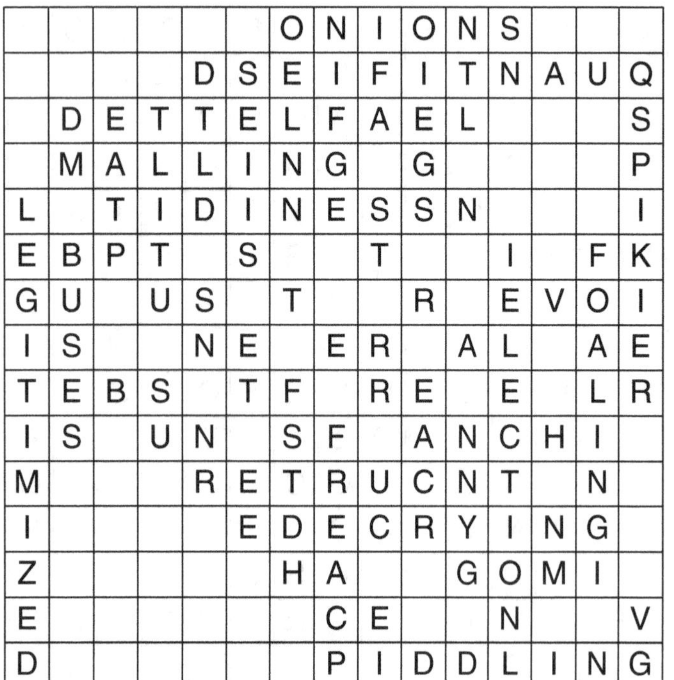

```
            O N I O N S
        D S E I F I T N A U Q
    D E T T E L F A E L         S
    M A L L I N G   G           P
L   T I D I N E S S N           I
E B P T   S     T       I   F K
G U   U S   T     R   E V O I
I S     N E   E R   A L   A E
T E B S   T F   R E   E   L R
I S   U N   S F   A N C H I
M     R E T R U C N T   N
I       E D E C R Y I N G
Z         H A     G O M I
E           C E     N     V
D           P I D D L I N G
```

Puzzle # 16
ASSORTED WORDS 16

```
  D E D U X E           S R C
    G R I Z Z L I E R N E O
Y L E V I S N E T N I O P M
A   A S O M B R E B   W U P P
D E U Q I T N A   O   B D A E
V S G       N   R A   O I N N
A C U P O L A E D R   A A I I
N H S       M D E R T O C
C M T     Q     R   D I N I
E O E     U       O E S N A L
V O S   D O G W O O D T G B L
A Z T E   T Y L E M A T T L I
S E   D A G N I S L U P E N
T S S E N I L L I H C       B
S     D E B A U C H E R Y
```

Puzzle # 17
ASSORTED WORDS 17

```
      G N I T A I T A R G N I
  D       T         W J   F
S N E D A O R B       I U A
  E     T I L P M       L M
      R E U N O K I       I B     R
N   D U L M C T C Z     L N O E
A S   N T E   O T A Z Y     G S
R R   A N C E N E R E         T
W B O O K L E T V G R C N       U
H     D   D V I I R I     S D
A       N   I D V S U E     Y
L         O   M A E E I S
S S H A M R O C K S   S H T
  P I H S N A M E S R O H D Y
      G N I Z I G O L O P A
```

Puzzle # 18
ASSORTED WORDS 18

```
  M     S E I R C I M I M
  O T     N W O G T H G I N
G U   S S E V A L C N E
E N N   C E E M   V E X E S
M T I O   A I T E Y L K E E W
P E   R I A V K I D N A P E R
H B E E I T N E A S D
A A X E S T R E N N P L       T
S N T V W E T O A G S M E     W
I K R A A N V A B R I G A D E
Z U L L T   O   A I N     C E
I   S U N I     L   I N G     T
N   I A U O         T G
G   O T T N             N
  N E S E I C N I A T P A C
```

Puzzle # 19
ASSORTED WORDS 19

```
    Y L S U O N O S I O P S
  S E I R O T A G R U P E Y
S T N E R A P D N A R G D P
C O T T O N M O U T H S D H
  I N S T R U M E N T A L O
N G     I M P E A C H M E N T
D I N S E N A V   B     D E R
S E R I E K A W A O     D E
T T C E C   S T E R A N I M C
Y O   N C A S A N D I N G U
M I   A Y R E N E R R A B R
Y L     T L G   R       R
I E     S G V O Y A G E I
N R   Y G I F F E       N
G S F O R E B O D E       G
```

Puzzle # 20
ASSORTED WORDS 20

```
  S         Y F F I J
  P   G L Y C E R I N
  I         L N
  D         O H I
D E R E T U E N J C R E Y A G
R   R E F A S N U N O
    S R O T A R E T I U U
          D E B I T C A L
          G       D A E T F
I M P O R T I N G     E B R S
Y L E V I T I N I F E D M L S
    N E U T R A L I Z E O E
    M A D D E N E D L       C
    S T S I T A M G O D
L U M B E R M E N       B
```

Puzzle # 21
ASSORTED WORDS 21

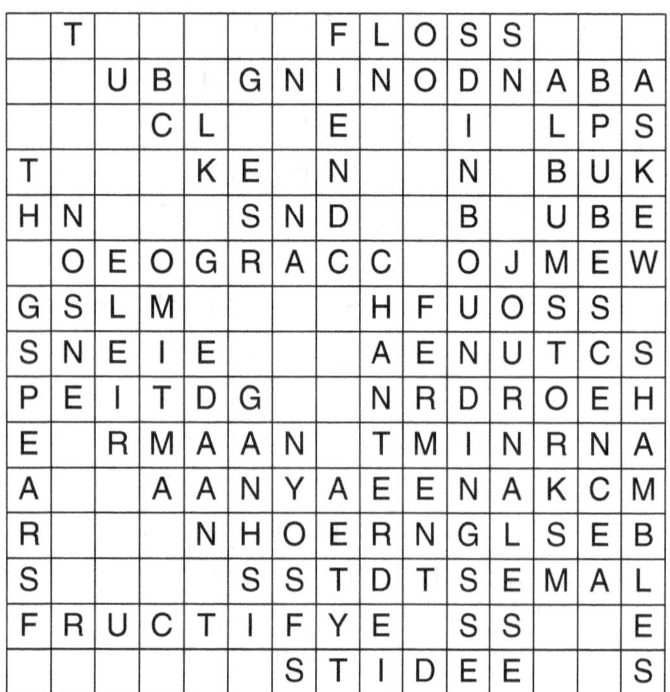

F							C	A	R	V	I	N	G
I	G	L	E	A	M	I	N	G	S	D		O	
N	O	I	T	A	R	O	B	A	L	L	O	C	C	E
I		N	C	N							R	T	X
S	D	A	O	L	E	S	A	C				E	C
H	T	R		I	O	M	O	O	B	A	K	C	T	A
E	S	A	E	R	T	T	H				O	T	V
S	G	E	E	H	I	A	H	S			R	E	A
	R	N	M	M	P	A	R	I	I		N	S	T
	E		I	U	E	A	H	I	E	D		F		I
	T			K	S	C	R	C	P	R	N	L		N
	A			R	E	N	G	M	S		A		G
	K				O	R	I	O	R	R	K	L
	E					F	P	M	I	A	E		B
G	N	I	N	I	A	T	N	U	O	F	B	S	P

Puzzle # 22
ASSORTED WORDS 22

S					Y	D	I	A	M	E	S	R	U	N
T	R				L	H	N	O	I	L	L	I	P
I	S	N	E	S	S	E	T	A	C	I	L	E	D
M		B	E	P				H	N	Y	E	A	H	S
P	K	A	E	D	A		B	G	D		R	
L	R	C		W	I	T		U		I	C	M		W
Y	E	K	A		I	C		L		N	A		H
O	A	B	S	J		L	N	L			R	R	I
V	D	I	S		E		D	I			K		T
E	I	T	A		L		E	O	F	A	S	T	S
R	E	E	S			P	R	R	C
D	R	S	S	P	U	M	E	P		I
O	G	N	I	L	Z	Z	U	N	A		N
S		N				R	A	E	B	G	U	B
E			T	F	A	R	C	R	E	V	O	H

Puzzle # 23
ASSORTED WORDS 23

	T					F	L	O	S	S		
		U	B		G	N	I	N	O	D	N	A	B	A
			C	L		E			I		L	P	S
T			K	E	N		N		B	U	K
H	N			S	N	D		B		U	B	E
	O	E	O	G	R	A	C	C		O	J	M	E	W
G	S	L	M			H	F	U	O	S	S
S	N	E	I	E		A	E	N	U	T	C	S
P	E	I	T	D	G		N	R	D	R	O	E	H
E		R	M	A	A	N		T	M	I	N	R	N	A
A			A	A	N	Y	A	E	E	N	A	K	C	M
R			N	H	O	E	R	N	G	L	S	E	B
S				S	S	T	D	T	S	E	M	A	L
F	R	U	C	T	I	F	Y	E		S	S		E
				S	T	I	D	E	E			S

Puzzle # 24
ASSORTED WORDS 24

	O	M	I	S	S	I	L	A	R	E	N	E	G
	L		R		S		L	I	Z	A	R	D	S
		A		A	D	E	T	E	R	C	X	E
		D	C		B	M	N	P	N
A			E	I	S	S	U	E	R	I
N	D		T		S	T	R	I	N	S	I	P
T		M	W	W	F	I	S	E	D	I	O	O	O
I		R	I	A	C	L	T	U	T		T	L	R
P		O	T	R	L		A	S	O	E		I	C	S
O		U	C	M	A		J	T	A	C	D		O
D		G	H	I	N	B		A	I	H	A		N
E		H	E	N	G		L		R	R	C
S		L	D	G	O			E		R	O
		Y		C	R	A	V	E	N		E	N
S	R	O	T	A	R	E	B	I	L		D	S

Puzzle # 25
ASSORTED WORDS 25

V		F			T	S	I	L	A	V	I	V	E	R
I	E	A			Y	H	T	R	O	W	E	T	O	N
O		R	T	R	E	G	I	S	T	E	R	E	D	
L			E	A	T	S	E	V	E	I	H	T	I	D
A	I		C	T	R	H	D				F		G	I
S	N		O	S	E	E	I				A	P	I	V
A	S	E	D			L	P	N	S	A	R	U	T	E
C	T	O	M	E		L	M	E	T	L	M	D	A	R
R	I		G	R	N	B	O	U	G	H	S	D	L	S
I	T	G		N	E	I		C	D	E		I	I	I
F	U		O		A	M	M		A		D	N	Z	F
I	T			L		T				T		G	E	I
C	E			W	O	U	N	D	E	D	I		S	E
E	S	L	A	T	N	E	D	I	C	N	I	O		S
R	U	S	T	L	I	N	G						N	

Puzzle # 26
ASSORTED WORDS 26

N				L	A	D	D	E	R	S				
	O			R		H	E	S	T	R	I	P	T	
		I				O	S	O	H	E				
T		A	S			L	S	M	C	H				
O	H	S	I	U		A	L	E	E	A	C			
B		G	R	S	R	U	G	E	N	L	M	T		
S			I	E	E	T	L	N	C	E	I	O	A	
O				N	N	H	X	O	I	N	S	E	T	P
L					T	O	T	E	C	L	A	L	S	S
E					G	R	C	S		O	F	H	A	T
S	M	O	K	E	R	I	O	L	E		T	F	C	F
C	Y	K	C	U	M	Z	F	F	A	A		O	U	
E						I		T		F	N		R	R
N	L	A	B	U	R	N	U	M	S			A		P
T						G	N	I	T	T	E	S	N	O

Puzzle # 27
ASSORTED WORDS 27

S	T	N	E	I	C	I	F	F	E			A	Y	
F	R					H	A	N	D	L	E	B	A	R
O		I	D	E	R	R	U	C	E	R		H	M	A
R		B	A	M	A	N	T	I	S	S	A	O	M	G
A		N	L	F	E		S					R	E	E
Y			O	A		T	Y	E	A			R	R	S
I		M			I	N	I	E	L	S	P		E	I
N		E	E		T	D	N	D	B	E	A	N	N	
G	G		H	C		O	I	G	T	A	C	T	G	
		N		T	H		M	S	R	H	U	O	H	
S	G	N	I	L	I	A	F	M	H	O	G	Q	I	Y
			R		L	N			O	M	W	U	E	D
				O		B	I		C	E	N	O		
					G			C				N		N
S	E	Z	I	L	A	I	R	O	T	I	D	E	T	

Puzzle # 28
ASSORTED WORDS 28

		B		S		E	L	O	H	T	O	N	K	
			R	R	U		R	E	L	E	A	R	N	T
Y				O	E	O	Y	A	L	P	S	I	M	F
	L		E	G	N	I	R	E	W	S	N	A	A	R
	G	S	Q		N	T	P	O	D				N	E
Y		N	U		B	I	O	M	M	U			U	E
	L		I	O		U	T	S	A	A	R		S	W
M		L	P	N	I	M	L	S	A	C		P	C	H
O			A		I	R	O	K	A	U			R	E
A			G	C		L	U	O	I	O	R		I	E
T			E		I		D	F	B	N	B	S	P	L
I		D	I	S	G	U	S	T	A		A	G	T	
N					A		E	K						
G	R	E	V	E	R	I	E	B		H				
	Y	L	G	N	I	D	E	E	C	X	E			

Puzzle # 29
ASSORTED WORDS 29

M	A	G	N	I	F	I	C	E	N	C	E			
	D	I	S	H	P	A	N	S	I	E	S			
		I	N	C	U	B	A	T	O	R	S		E	
	C		S			S	E	I	F	I	L	P	M	A
	O			C	C	W	O	R	M	E	D	A	I	P
S	U	O	I	C	O	R	T	A				L	G	O
R	N	R	P		R	U					P	R	R	
E	T	E	U	L	R	K	R		H	I	A	T		
C	R	R	R		U	D	C	S		U	T	T	R	
H	Y	E	I		P	S	E	O	E		R	A	I	A
A	W	A	F		T		H	N	L	S	T	T	O	I
R	O	D	I		N		E	I	M	L	E	N	T	
G	M	I	E	N	E	I	G	H	S	H	E	D	S	U
E	A	N	S		S				T	S	H		R	
D	N	G		S	O	V	E	R	P	R	I	C	E	

Puzzle # 30
ASSORTED WORDS 30

			S	S		Y								
M	L			S	U		L							
O	O	S	E	V	E	N	E	O		L				
N	W	G	C	O	M	M	U	N	I	C	A	T	O	R
A	E	R	A	D		S	S	R	I	R		C		
S	R	A	U		E	S	D	R	E	K	O		O	
T	I	V	S		P	O	L	E	L	R	B		L	
E	N	I	T	D	M		O	M	E	D	I	U	A	
R	G	N	I	N	E	Z	A	R	B	I	A	V	M	L
Y	U	G	C		M	T			T	E	F	E	E	
	S			O		C			A	R		H	D	
	T			I		D	E	L	T	T	O	M		
	S			R	N	I	E	T	S		I			
I	N	T	E	R	S	P	E	R	S	E	D		O	
E	T	A	L	O	S	N	O	C	S	I	D			N

Puzzle # 31
ASSORTED WORDS 31

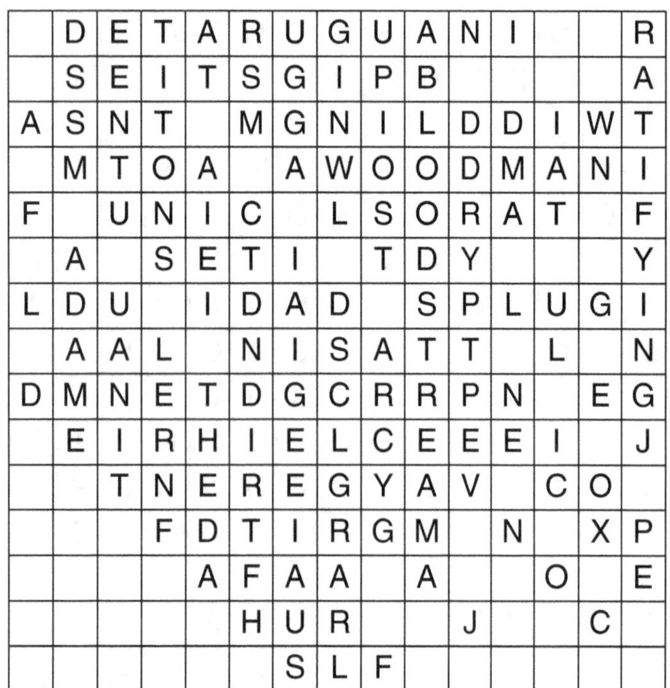

	D	E	T	A	R	U	G	U	A	N	I			R
	S	E	I	T	S	G	I	P	B				A	
A	S	N	T		M	G	N	I	L	D	D	I	W	T
	M	T	O	A		A	W	O	O	D	M	A	N	I
F		U	N	I	C		L	S	O	R	A	T		F
	A		S	E	T	I		T	D	Y				Y
L	D	U		I	D	A	D		S	P	L	U	G	I
A	A	L		N	I	S	A	T	T		L		N	
D	M	N	E	T	D	G	C	R	R	P	N		E	G
	E	I	R	H	I	E	L	C	E	E	E	I		J
		T	N	E	R	E	G	Y	A	V		C	O	
		F	D	T	I	R	G	M		N		X	P	
		A	F	A	A		A			O		E		
		H	U	R			J			C				
		S	L	F										

Puzzle # 32
ASSORTED WORDS 32

			F	E	R	T	I	L	I	Z	E	R	
				F	O	X	E	D					
		B	L	E	E	P	I	N	G			P	
R	E	H	T	A	O	L	Y	G	R	E	N	Y	S	H
P	E			G	N	I	H	C	U	O	T		O	
	R	I		A	C	R	U	M	B	I	E	S	T	
A	T	U	R	Y	S	D						O	
V	H	A	N	A	T	R	E	S	C	A	P	E	D	S
E	I		R	I	O	P	E	R		S				
R	N		F	R	N	H	M	T	I		T			
T	N		O		I	G		E	I	V		A		
I	E		R		S	E	V	E	I	L	E	B	P	
N	R		A		H		S	E	L	P	P	I	T	S
G			Y	B	E	E	C	H	N	U	T			
		S	E	D	A	L	G	R	E	V	E			

Puzzle # 33
ASSORTED WORDS 33

```
        F     P  I  Z  Z  I  C  A  T  O
R  F  I  R  E  B  O  M  B
E        L  S  E  V  I  S  O  R  R  O  C
C        Y  L  G  N  I  C  A  N  E  M
A  L  Y  L  I  Z  E  E  R  B
N     A     N  G  N  I  N  E  K  C  I  H  C
T        H  G     N  H        Z  T
S        E  T  A  N  I  E  F  F  A  C  E  D
R  A  V  I  N  E  D     D  A     C  R
   S  T  S  I  M  L  A  P  A  P  E     C
M     S  P  A  R  T  E  R  I  F  S
   A     C  L  E  A  R  A  N  C  E
      N        I  N  S  I  N  U  A  T  E  S
         S  C  I  T  S  I  G  O  L  U  E
         D  E  S  S  I  M
```

Puzzle # 34
ASSORTED WORDS 34

```
               R  E  D  W  O  P  N  U  G
         S  T  S  I  G  O  L  O  Y  R  B  M  E
      S  E  E  G  A  G  T  R  O  M
F              Y     P  A  V  I  L  I  O  N
A     O  V  E  R  S  U  P  P  L  I  E  S
L  C        C  M  A  L  A  D  R  O  I  T
S     C     U        T  H  E  S  I  S
I     E     T     G  G  I  W  I  R  E  P
F        L  T        L     D
I  S  W  I  P  E  M  P  L  O  Y  E
E           R  R           B     R
D        S  R  A  B  E  D  E     E
   E  X  P  E  N  D  I  T  U  R  E  S     H
   O  R  A  N  G  E  A  D  E  S
G  N  I  Z  I  L  A  T  I  P  S  O  H
```

Puzzle # 35
ASSORTED WORDS 35

```
P  R  E  S  S  U  R  E              D
Y           R     D  U  C  K  B  I  L  L  S
   L  D  E  S  E  C  R  A  T  E  S  P
D  T        H     E        S  A     R
D  N  D  N     N  A  C     T     O  S     E
M  I  A  N  A  G  R  E  E  D  S  C  S     B
D  U  S  T  U  I  S  U     L     I  P     E
   R  F  M  S  O  F  R  B        A  O     L
   A  T  I  D  H  E  E  U     T  R  M     L
      W  I  S  N  Y  D  I  A  E  T        I
         S     S  A  E     T     S        O
D  E  L  I  A  N     A  H  R     T        N
D  E  G  A  R  E  V  E  L     G     O     S
            Y  L  E  S  R  E  V  N  I
   L  A  T  E  R  A  L  I  N  G           S
```

Puzzle # 36
ASSORTED WORDS 36

```
F  L  U  C  T  U  A  T  I  O  N  P
S  S     C  O  W  I  N  E  F  F  A  B  L  E
T  N  M  G  U  M  O  S  C  I  L  L  A  T  E
A  V  O  I  N  C  P  O           P
K  A     I  L  I  K  A  Z           I     R
I  T  Y     T  E  T  O  C  Y        T     E
N  T     L  N  A  M  E  L  T  T  A  C     D
G  E     E     N  C  V  D     T           E
      D        R     G  I  O  I  I        R  P
S              D  E  V  I  H  C  N        E  L
H  U  F  F  I  L  Y  M     S  T  G  G  R  O
O  J  A  C  K  K  N  I  V  E  S  E        O  Y
W        S  E  S  U  T  P  Y  L  A  C  U  E
E        E  N  O  H  P  O  M  A  R  G     T  D
D  N  O  I  T  C  I  L  E  R  E  D        E
```

Puzzle # 37
ASSORTED WORDS 37

```
. . . S R E S S E U G . . . .
. . . . P A D D O C K S . . .
. C R A S H E D . . . . . . .
. S E S N E C I L . . . . . .
B S H A D E M A N D I N G . .
. I . C U R R Y C O M B I N G
S N O I T A R T S A C . . . .
L . L . G R E E D I E R . . .
I R E G O L A T A C A . . . .
M . . G . F U R B E L O W . .
M . S E C I F . I V O R Y . .
E . D E V A S T A T E D . . .
S . S U O E N A T N A T S N I
T . . . R O H B A . . . . . .
. N A T U R A L I S T . . . .
```

Puzzle # 38
ASSORTED WORDS 38

```
. Y L S U O I N I M O N G I
C O N F E C T I O N E R S .
. . M O U N T E D . . . P .
Y L G N I U G I R T N I . E
. . G N I T E I U Q S I D R S
G B . N U . C S D E E P S S I
S N A . I T S E . . . C U G
M A I R L K C N F . . H A N
U . B L I A C R I R . O D A
G . R A T C I A A E . O E L
G . . A B O U T C G P L D L
E . . . S . N N N K R M . I
D M I M E T I C E A A E A I N
E T A D I L A V . S . R B G
E R E H P S O T E N G A M .
```

Puzzle # 39
ASSORTED WORDS 39

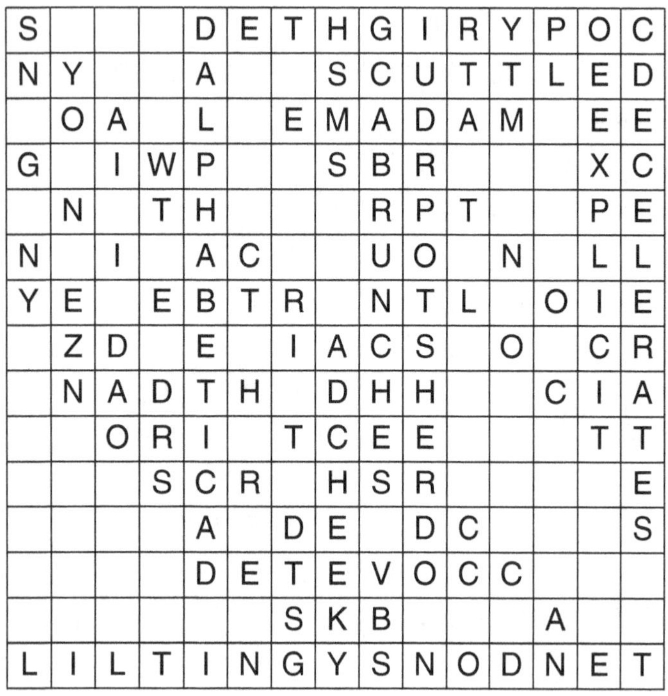

```
S . . . D E T H G I R Y P O C
N Y . . A . S C U T T L E D .
. O A . L . E M A D A M . E E
G . I W P . S B R . . . X C .
. N . T H . . R P T . . P E .
N . I . A C . . U O . N . L L
Y E . E B T R . N T L . O I E
. Z D . E . I A C S . O . C R
N A D T H . D H H . . C I A .
. O R I . T C E E . . . T T .
. . S C R . H S R . . . . E .
. . . A . D E . D C . . . S .
. . . D E T E V O C C . . . .
. . . . S K B . . . A . . . .
L I L T I N G Y S N O D N E T
```

Puzzle # 40
ASSORTED WORDS 40

```
. S S E N E F A S T . . . R .
S N O I S U L L I S I D . . E
S . Y . N R . H . . A E . C .
P R G Z . E E . O . . . L . T
. E E N E . M K . R . . E P O
T . R G I E S R C A R . C . R
H N M S G Y H R I A N O T . I
R T I F E I F W E A P N R . E
O E N A Y V J I S D H K O S S
T X A M L L E . R E U C C G .
T T L I . B D R . R G R U A .
L U . L . L L E . O D T . . B
E R . Y . . I I D . H E N .
D E L A T S . . H W . D L I
. S S R E T I U R C E R . .
```

Puzzle # 41
ASSORTED WORDS 41

		C	O	N	D	U	C	T	I	V	I	T	Y	
P			D	E	N	E	S	S	E	L				
R		G		N	A	M	S	N	I	K				
A		G	N	I	R	E	E	N	A	C	C	U	B	P
I			D	I	S	T	I	L	L	E	D			A
S				C	D			B					S	L
I	D		S	R	A	N	I	M	E	S			U	P
N	N	E	R	O	T	S	E	C	N	A			N	A
G	S	C	T	S				K			D		B	T
	T		U	S		H	Y		O			I	O	E
	O		B	E			S	K	C	O	R	C	N	D
	U		O	A	R		A	N			B		N	G
	T		W		T	O		L	U				E	
	E		S		E	F			S	J			T	
	R		H	U	N	C	H	E	D				S	

Puzzle # 42
ASSORTED WORDS 42

			P	R	E	D	E	S	T	I	N	I	N	G
W	E	T	T	E	R	H	I	N	O	C	E	R	O	S
C				L	I	V	E	L	I	N	E	S	S	
	O	D	E	I	F	I	T	A	R	Z		A		
M			G	S	P	I	N	D	L	I	N	G		
	L		S	R	E	L	L	E	V	O	R	G	A	
	B	A	S	T	A	R	D	I	Z	I	N	G	I	M
			B			T	S	E	I	B	B	A	G	O
	W	H	A	M	S			U		T			N	N
				K	E			L	E				O	L
P	A	T	R	I	A	R	C	H	A	S			M	I
		H	I	N	D	S	I	G	H	T	N		I	E
		R	U	D	I	M	E	N	T	S	E	O	N	S
				S	T	R	O	N	G			D	Y	T

Puzzle # 43

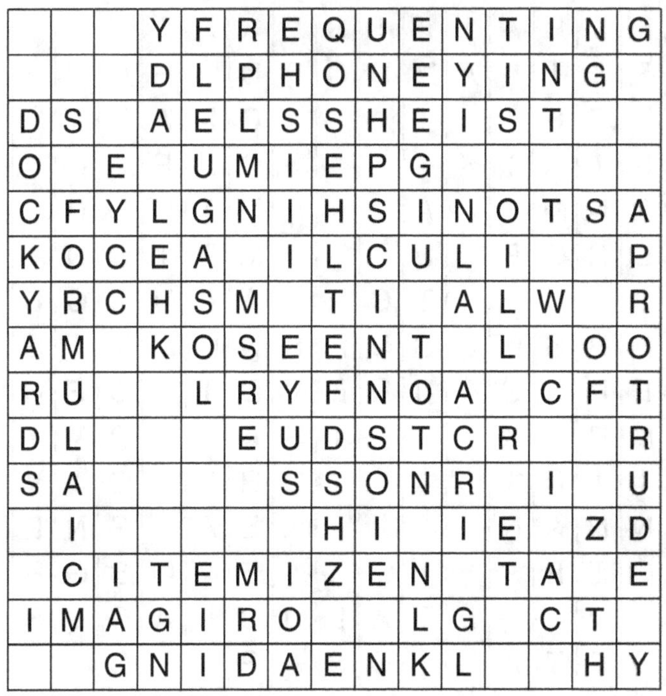

ASSORTED WORDS 43

			Y	F	R	E	Q	U	E	N	T	I	N	G
			D	L	P	H	O	N	E	Y	I	N	G	
D	S		A	E	L	S	S	H	E	I	S	T		
O		E			U	M	I	E	P	G				
C	F	Y	L	G	N	I	H	S	I	N	O	T	S	A
K	O	C	E	A		I	L	C	U	L	I			P
Y	R	C	H	S	M		T	I		A	L	W		R
A	M		K	O	S	E	E	N	T		L	I	O	O
R	U			L	R	Y	F	N	O	A		C	F	T
D	L				E	U	D	S	T	C	R			R
S	A					S	S	O	N	R		I		U
	I					H		I			I	E	Z	D
	C	I	T	E	M	I	Z	E	N			T	A	E
	I	M	A	G	I	R	O			L	G		C	T
		G	N	I	D	A	E	N	K	L			H	Y

Puzzle # 44
ASSORTED WORDS 44

P	E	K		D	E	H	S	I	N	R	U	F		
T	A	T	C		C	L	H	U	M	E	R	U	S	
R		S	A	A	B	O	B	H	U	R	R	A	Y	S
A			T	R	T	U	L	A						
N			H	A	P	T	S	E	D	Y				
S		C	A	S	S	I	A	T	S	N	E			
F	I	N	N	E	R		R		L	L	E	A		
I	W	W	D			T	E		E	A	P	H		
G	E	I	B			I		S	W	S	W	E	S	
U	A	L	O			F			U	H				D
R	T	L	O	T	S	E	I	H	S	A	B	O		
I	H	O	K	H	A	T	C	H	E	R	Y	A	S	
N	E	W	B	O	W	L	E	D	E	S	P	A	L	E
G	R	S		S	E	I	H	C	R	A	R	E	I	H
	S	E	I	R	R	E	B	E	L	K	C	U	H	

Puzzle # 45
ASSORTED WORDS 45

				P	S	S	E	V	E	R	E	S	T	
		M	R			E	E						A	W
T	E		E	E		D	S						N	I
	F	G	G	W	S		M	A	S				D	N
	P	A	L	N	L	E	L	U	L	E	E		A	K
R		A	R	I	I	S	R	A	N	L	R		L	L
R	I	C	R	C	B	T	T	V	N	A	I	G	S	E
D	E	S	R	A	I	A	A	N	E	M	D	N	I	
	I	S	E	I	L	D	L	I	E	D	U	U	G	D
		V	P	R	M	Y	N	E	C	S	L	T	A	
		I	E	S	I	T	A	F	I	S	Y	U	L	
			V	C		N	I	H	U	F	I			A
S	N	O	I	T	A	T	S	A	C		L	F	D	
M	O	N	A	R	C	H	S		L				O	
	S	N	O	I	T	C	I	R	T	S	N	O	C	

Puzzle # 46
ASSORTED WORDS 46

I		C	A	P	T	A	I	N	C	I	E	S	S	
	D				D	E	L	I	C	A	T	E	L	Y
S	R	E	T	T	I	U	Q	T		Q				I
	D	O	O	W	D	A	E	D	S	U				M
C	K	G		G		N		S		A				M
	I	I	U	Y	R		A		U	M	E		E	L
	N	C	N	N	A		T		A			F	S	E
		C	K	F	O	P		T	R	L			T	V
G			T	S	O	G	H		I		P			I
	N			U	T	U	O	S	N	E			P	T
	I	D			R	A	G	M	E			R		A
			T	N	S	S	E	N	H	S	A	R	B	T
			L	E				S	D	T	O			E
			I	M						S		C		D
	A	C	C	L	A	I	M	E	D					

Puzzle # 47
ASSORTED WORDS 47

	M	E	T	A	C	A	R	P	A	L				P
		D	E	F	L	E	C	T	S					R
F	O	P	P	I	S	H	R	A	F	T	I	N	G	O
O		S	S	E	N	H	S	I	N	N	A	M	M	S
U		B	A	L	I	B	I	I	N	G			U	T
N	S	D	E	E	L	B							N	I
T					S	E	Z	T	N	I	L	B	C	T
A	E	L	B	A	W	O	L	L	A				H	U
I	E			K		M						F	I	T
N		R	D	E	I	R	R	O	W			U	E	E
E		U				T	A	R	T	E	R	S	S	D
D			S					P	I	O	U	S	L	Y
G	N	I	L	L	I	P	S	E	L	Z	Z	I	R	F
		L	A	R	E	T	A	L	I	T	L	U	M	
L	A	R	E	T	A	L	I	U	Q	E	Y			

Puzzle # 48
ASSORTED WORDS 48

E	L	B	A	I	F	I	S	L	A	F				
E	Z	I	L	A	M	R	O	F	D			H		
	F	E						C	E	A				
S	I		T	K				O	X	F			C	
R	N	M		A	A			M	T	N	F	R		
E	G	O	P		U	E		M	R	I	O	U		
D	E	U	I			T	C	N	A	E	U	U	C	B
E	R	S	G	S	G	S	A	S	N	M	M	T	I	S
E	P	E	S		U	N	E	V	D	I		C	F	H
M	R	T	K				R	I	S	E	T		R	Y
I	I	R	I				T	O	R	Y		O	I	V
N	N	A	N				X	E	A			P	N	E
G	T	P						E	M	O	S	G		R
	S			E	T	A	L	U	C	L	A	C		S
D	E	T	A	N	I	C	S	A	F				C	

Puzzle # 49
ASSORTED WORDS 49

```
. . C . C S M R O W H T R A E
. . . I . O E . D . . . . . .
H L . D T . N L . E Y . . . .
. O A . E N . F I . T . L . .
S . T U N R A S I D . . R T .
S C D H D O E M M R O . . A I
. O H E E A I E O A M C . M F
D . L O R A T T N R T I O . S
. I . L O I D O A A B N N R .
. . M . I L P E R L C R A G C
. . . U . D I S D Y U C I B .
. . . T . A N A L O G U E . .
S P U E L I P M G . Y . A B F
. S R E D W O P R A T T A O .
. . G N I D R A W A . . . . C
```

Puzzle # 50
ASSORTED WORDS 50

```
. . . D S T E K R A M . . R .
D . S E T I B T S O R F . A F
. E . R . . N S R O M U H N L
. T R . . . O R . . . . K Y .
S N O I T A L U C A J E . E W
. S A N D L O T S L E . S E .
. . G . E . . . . A F . T I .
. D E T L U A S S A F . . . G
. R E N O B H G I H T . . H .
. S T N A Y O V R I A L C . T
S A U C Y . S E N I R U G I F
R E K C U S D O O L B . . . .
. . . C H E A P N E S S . . .
. . L O W L A N D . . . . . .
I M P E R F E C T L Y . . . .
```

Puzzle # 51
ASSORTED WORDS 51

```
. S . P A R T I C I P A T O R
. E H S A T I S F A C T I O N
. M A R E D L O H E S U O H .
. I I . V G D E N I L T U O .
L P R . S I N U S O I D A L .
I R S D . . R I W H O O P . .
B E T E U F L A T T E S T . T
E C Y . X L R N N S . . . . O
L I L . I L E E O I . . . . O
L O I . F A N M C S . . . . L
O U S . F R . T W . N K . . .
U S T . . A D . E O . . . . I
S N O I T A L L I T S I D H T
. N O I T A T I G R U G E R S
. G N I R O P S R E W E K S .
```

Puzzle # 52
ASSORTED WORDS 52

```
. T . C N A V I G A T E D . .
E N . S R S E K A T E R S . .
. X A . D O . F R A C T A L .
G . T S M . R W T O W E L N .
S N T E C I L A N T R O . D .
A E I S N A A . W E . F . B .
I . T K E S N L . T D I . O .
L . A C I I A C S S N . X . .
C . . G I P V M . O A . E . .
L . . . E K M E L . N E S . .
O . I G U A N A U N A C I . .
T N E U R I T I S R E E . H .
H M E N O R A H S G S . . R .
. E L B A T R O P P U S N I .
T A L L O W E N O R H T N E .
```

Puzzle # 53
ASSORTED WORDS 53

```
O B E C A L P . C . . . . . .
. A . T W L A C K I N G . . . M
D S R . A I . . . P N . . . I
I . E B A N G . . O . O . . G
S G S L I S R H . U . . R . R
T Y N N I T T E T R . . . I A
O N L I O H R E T S U J D A T
R P E D L I P A R L A . . . I
T S O T E L T O T I A B . . O
S R E A H T E C I E S . E . N
. E N C G I C E D D K . . M S
. . S A H I C N L U . E . A
. . . S L E R X A L A . D
G N I Z I R P D F E C O
I N C I N E R A T I O N C
```

Puzzle # 54
ASSORTED WORDS 54

```
N O N A B S O R B E N T S . S
G N I N I T S E D
. . . . C N . . D
. . A . H E H S I P P O F
. S . E S . S E G . E T
C . E E S . R E N . G I
S U . L A D O . E R I . U E
U . P . G R A C Y H F R . E S
A . . C . G M K I A T U T . D
V . S T A B O R C A S A L S
I . . . K . T E I T N L L A
T E S U C X E . . S H I I . Y
Y S L A N D E R E R T C O A
S T N I R P S C H I L D I N G
. . . N O T A R I Z I N G
```

Puzzle # 55
ASSORTED WORDS 55

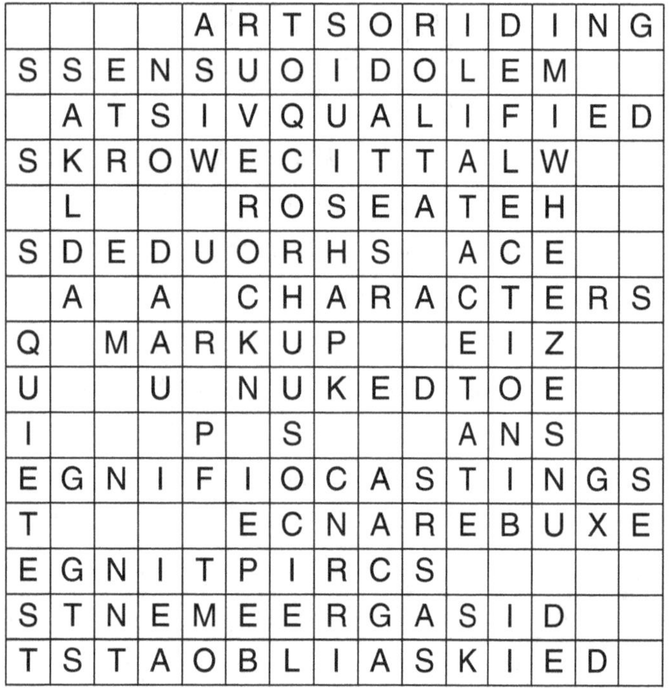

```
. . . A R T S O R I D I N G
S S E N S U O I D O L E M
. A T S I V Q U A L I F I E D
S K R O W E C I T T A L W
. L . . R O S E A T E H
S D E D U O R H S . A C E
. A . A . C H A R A C T E R S
Q . M A R K U P . . E I Z
U . U . N U K E D T O E
I . . P . S . . A N S
E G N I F I O C A S T I N G S
T . . . E C N A R E B U X E
E G N I T P I R C S
S T N E M E E R G A S I D
T S T A O B L I A S K I E D
```

Puzzle # 56
ASSORTED WORDS 56

```
. L A U G H I N G S T O C K
F D E T A R T L I F N I
. L E P . . E . R . . . . W
M U A S A C O N G E S T I V E
I N . B R I O . O N T . . L
S A . T B E N N R R I L . D
D W . S E V T V E O L I . I
I A . . A R E I E F C A F N
R R . . L G R N Y U . O G
E E . T S O P L A O G E N . F
C S . . . A S . S D D
T G N I D N E P S B T . . S
I L U R I N G A U C H E
N . . F O R E H E A D S
G . B A C K E D
```

Puzzle # 57
ASSORTED WORDS 57

```
  G   S E I T I N M E D N I
    N Y     G L Y R I C I S T
    G I R   S N O S I R R A G
      N N K     I M P E R I L
D     Y I I C   E G
  E     T R A I   G R
S   S     I E R M D N E
T     C A P L E T M R A V
I L   R R   D A D S I O R I
N   O   E I   E N N N G V T D
G     H   R E Y C O A O   E S
S     O   A S T I I M C
  A M A S S I N G T R T M
D E S I D N A H C R E M A O
R E W O R K S G         P   R C
```

Puzzle # 58
ASSORTED WORDS 58

```
        W D   H   P E E H S
      I A C E A           A
      O L U S           I   L
      N L M   T U     N E V
      I O U A E   L     V N A
B     D Z W L   I       T I L G
  O     E S A     L     O A E
    N     Z T A N N E R L R S
T N E T S I S N O C D A G Y
B U R P S   V T S E L T T E S
    P E E R E D U         E S
S T N E M E V O R P M I     T
    D E S P E R A T E L Y
R O T U B I R T S I D
O U T F L A N K S
```

Puzzle # 59
ASSORTED WORDS 59

```
T O R T O I S E   K
S E C A R       E     F
    D G D       E Y   O
    A N E       N P   A
C     E I Z       U G M
  H C S H T Z       N J I
  P A A L R T U   C   E D
M R R S S A E U B H   S J D
A E A U T K D G C E   T     Y
R C P   E E E E G D S
T I A     T S T P O O K
I S C       A T S K L O C
A E E     M   C   W U
L S D E G A T N A V D A     M
R O L L I N G     M S I B U C
```

Puzzle # 60
ASSORTED WORDS 60

```
P I H S N A I C I S U M P D
  I T E R A T E S     R   I
  A T T E N U A T E S E E S
  V     Z       Q S C
    A R E I Z Z A J U S H
F O O T B R I D G E   A U A
L E N G T H I L Y R   L R R
D E V O R T S C   E   I I G
N H E S R E V I N U N Z Z I
L A E C N A D I O V A E E N
I P L I V E N E D U   R D G
T P   P K P U R S E S S
T I   U O G R I Z Z L Y
L E C N A Y O B M A L F Y
D E R B N I     B
```

Puzzle # 61
ASSORTED WORDS 61

```
T . . G R I S L I E S T .
. W D R E A D F U L L Y A H
N . I E E T T E U O R I P Y
O O . N I . . X Y . . . P S
N C . K R . P . R . O T M
S C . S L C O . A . I E A
C L . . O E S . . U N R R
H U A C O L L E C T O R T I I
E S U I . L D . . E C N
D I T . R . I U I . E A A
U O O . . E S . B E . L D
L N S . . T . . I R . E
E . . . S R . N
D . . G E N E A L O G I S T
. D E R E D N U O L F
```

Puzzle # 62
ASSORTED WORDS 62

```
S H I N N E D G . D
M E R R I E S T U E . . T
S . V . P L A G I A R I Z E S
C . S A . . . T V . . R T
H S . A N . . H . A D M U
O . L D I G . L O . O S R
O D . I I P E . I A S W N
L . E . V S O L . E . V S E
M . T . E L C I R . E E R
A . . E . D O U S . D O S
S . . R . E C N T . C
T . . B A R B A R I T Y
E . . . L . T O C
R S O L O I S T C . E C
S E N I L N I A M . D
```

Puzzle # 63
ASSORTED WORDS 63

```
D E S R E P S R E T N I T B
. C . G E . . L I I
S R E Y A P R U S A B L E D L
A Y . N A . S . D B L
A T S T . N . E . G I F
. P T C I . D E . N E T O
M . P R I L M . D . R S L
. E N O I T A T L U X E E A D
. L I I B S T E . D M H
. O O N U O I K . P
. D L T T N P C . A
. I R M I G S A N
. C U E O O O P S
P A P R I K A S P N N R H
. I N T E R M E N T S P
```

Puzzle # 64
ASSORTED WORDS 64

```
L K C A P K C A B E . V
R E G N I K C A P A Y . E
. E T A U T C U L F R A . R
D N S L G H . T K S I
S E D N A I N E . H K P T
M F L A U P S I M R I E R A
A L . L S R D P P S E D E B
T A . E H D E E P R G E L
T U . B B A R D A . D E
E T . O O U . L O A
R I Y L T E W . A R N S C
I S S N O I T A R B I L A C
N T . S U M M E D E
G S . G O V E R N I N G P
S N A V I G A B I L I T Y T
```

Puzzle # 65
ASSORTED WORDS 65

```
G I N C E S T D E Y E S O M
L N     O N   Y L L A N G I S
U I     O O P A Y L O A D S
N   E T     P I G N I R A O S
C D   L T     E S C A L I N G
H R E B B U L B R S T F A R G
E E N   A B E       A E
O     Z O   H   N   T R
N       O I   S   I   I P
E D     O T   A   E V E
T D E     B C   W   N E D
T   U   R   M U L A T T O S
E   X N O L H T A I B   L
S E S A E L B U S N I X O T Y
    H Y D R O T H E R A P Y
```

Puzzle # 66
ASSORTED WORDS 66

```
I N E S T I M A B L Y
      N D I S C U S S E S
C A L C I F Y I N G           I
  A P P A L S E N A T O R     L
      S   C A B B E D     E L
  L D   D D   K         C U
M   A E   N E   L         L M
I   C C R   A L C A D U C E I
D   H I E   S F         C N
S   A U T H O R I Z E S T A
U     C S P   E R       I T
M     K Y I   P T     C I
M J O I N E R S M C   M   S O
E X E R T S L L A B E S A B N
R L I F E S T Y L E S D O R P
```

Puzzle # 67
ASSORTED WORDS 67

```
  C   E   M S I T O I R T A P
P O D   C   G S   D E S I O P
U M S A   I N A U O B A R A M
S P U H E   U A R O         A
T L I   O H   L R N M       T
U A T   B E T S R I A       Z
L I I   Y O G L S H O S F   O
E N N   R   O K E O W H N S
  I G   R L   B C I T E E I
Y N A P M O C A N L U Z E D D
  G     W     V E I N Z L
  B I N G E I N G A D N K U S
    K C U R T S     C R S   F
    L O P S I D E D       A
M O I S T U R I Z E R     G
```

Puzzle # 68
ASSORTED WORDS 68

```
  G R U D G E S L E X I P
  S     C I R I D E S C E N T
  A E S D O S E D T H R O W N
    N I E G P   E         I
L P G A G G N I G N I R F N I
Y A U N E O A I N       K   S
D L R K I S L N T G     S E
E A E O I N T O O O S     C
C L I S T N I H E S U     T
R R B R O C G O E D R Q     I
Y   E A Y R E O J T I E S C
I   H I M O P W D I     P I
N     S M   M   N A C     D M
G     U A       E       E
  B O O T L E G G E R S S
```

Puzzle # 69
ASSORTED WORDS 69

```
      R E M U N E R A T I O N
T A N N I N S H G I H
E X P O R T I N G N I L I A T
        S C I M R E D O P Y H
K             Y S D R A W E T S O
S R E L T N A N T H E R       B
  T A   E R E W I R I N G       J
    S M   V       Y         N E
      A R D I C K E R E D O C
        F A   L     L       N T
P O L L U T E S O       L     S I
        S S E L T O O R A E V
B E F I T T I N G             N E
  M A L L E A B I L I T Y S
        M E S M E R I Z E S
```

Puzzle # 70
ASSORTED WORDS 70

```
S U R F S H P O S S I B L E S
  S         N O E S L U F T O P
    L         H O P R P
R       A   S U I E T O
D E T I C X E M T F I O
P Y T     I P T I C U N K
O R P S     L U A L E L E E
L O   O A   B E R N I R S N D
A L     R M R   G P I A I     T
R L P D   T U   O N L C T D
I B   R E   N   P   A E S E
Z A     E M T E I       V R A S
E C     E I T N E I N E L F
S K       N A E
P U N W O R G S D Y D N A H S
```

Puzzle # 71
ASSORTED WORDS 71

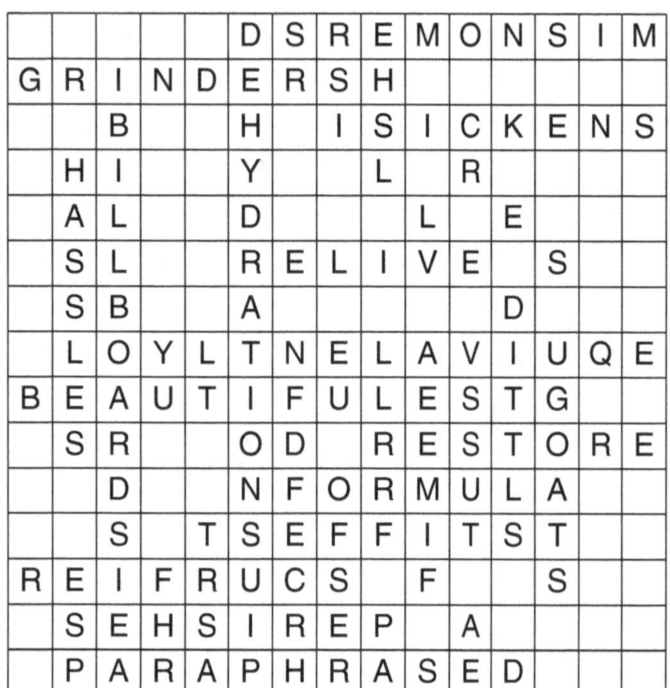

```
            D S R E M O N S I M
G R I N D E R S H
    B     H   I S I C K E N S
  H I     Y     L     R
  A L     D       L   E
  S L     R E L I V E   S
  S B     A           D
  L O Y L T N E L A V I U Q E
B E A U T I F U L E S T G
  S R     O D   R E S T O R E
    D     N F O R M U L A
    S     T S E F F I T S T
R E I F R U C S     F     S
  S E H S I R E P     A
  P A R A P H R A S E D
```

Puzzle # 72
ASSORTED WORDS 72

```
  T         R E D W O P N U G
    I         E N O D S I M
S     N         I B
G S C S N     D E L A U Q E
E N E O T I     C O B
S Q I N N C N   O W     B
D N U T K F I G L Z     U   L
  E I A A N L D L I E D S B O
      S C L L A I E E X E A T W
  M   L K I P R C R I A S O L
    E   U E Z   T T L F H U I
      A   P R E O   I E A G N
      N   M   R   N N Y H E
  S L U F T S I F   G   G E S
L A B O R A T O R I E S     R S
```

Puzzle # 73
ASSORTED WORDS 73

D	E	H	S	I	U	G	N	I	T	X	E			S
	I	T	S	E	I	R	E	W	O	L	F			E
C	D	S	P	I	H	S	R	E	L	A	E	D		E
	O	E	A	G	T	S	E	M	R	I	F	S		P
S		D	P	D	N	G	N	I	L	D	N	U	B	I
P	N	M	F	R	V	I			B			I		N
H	I	O	R	I	O	A	N			B		N	S	G
A		N	I	E	S	G	N	I			O	G	N	E
R		O	W	T	D	H	R	T	C	U	D	B	A	X
M		T	W	H	A	U	E	A	A	L			K	T
A		H	R	R	E	N	R	S	M	G	A		I	R
C		E		I	Y	E	A	T		M	E	C	E	U
I		I			O	L	L	M	N		E		R	D
E		S			S	Y	S	E	I		D			E
S		T	S	R	E	K	R	O	W	O	T	U	A	S

Puzzle # 74
ASSORTED WORDS 74

	R	E	V	U	E	N	A	M	T	U	O			
	L				G	S	O	S	O	U	T	R	I	V
	M	E			S	N	I	A	R	T	S	E	R	
		A	V			H	I	E	L	T	T	U	C	S
		R	L	A	S		A	R	D	E	U	G	O	V
	M		O	F	G	E	T	M	A					
D	G	I	T	U	E		S	C	A	C	O	U	N	T
	E	N	N	S	N	A		U	U	N				W
S		N	I	I	E	D	S		O	D				O
S	L		O	S	S	I	S	A	S	H	E			O
	K	A		M	P	C	T		N	E	D	D		D
		U	C		R	A	U	T		C	G	A		I
		L	S	T	E	L	L	E	P	E	D	O	E	
			L	A		S	E	E	P	D			U	R
				S	R			R	S					F

Puzzle # 75
ASSORTED WORDS 75

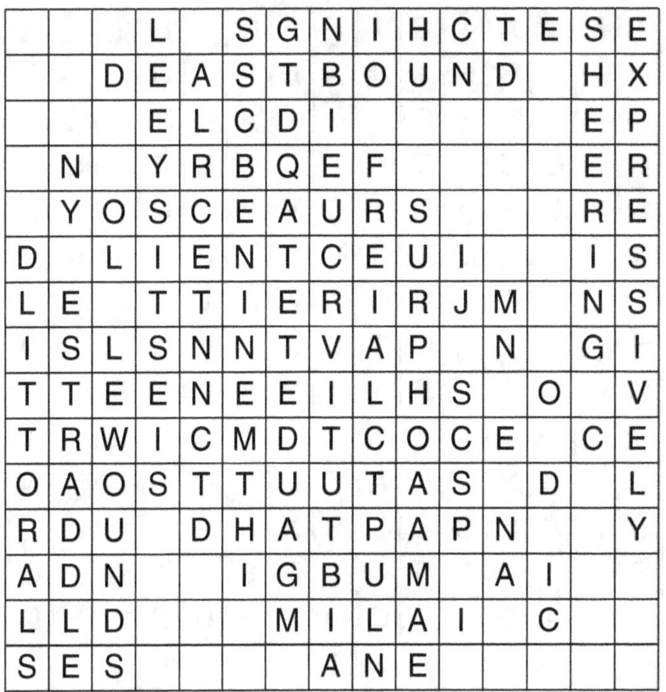

			L		S	G	N	I	H	C	T	E	S	E
		D	E	A	S	T	B	O	U	N	D		H	X
			E	L	C	D	I						E	P
	N		Y	R	B	Q	E	F					E	R
	Y	O	S	C	E	A	U	R	S				R	E
D		L	I	E	N	T	C	E	U	I			I	S
L	E		T	T	I	E	R	I	R	J	M		N	S
I	S	L	S	N	N	T	V	A	P		N		G	I
T	T	E	E	N	E	E	I	L	H	S		O		V
T	R	W	I	C	M	D	T	C	O	C	E		C	E
O	A	O	S	T	T	U	U	T	A	S		D		L
R	D	U		D	H	A	T	P	A	P	N			Y
A	D	N			I	G	B	U	M			A	I	
L	L	D				M	I	L	A	I			C	
S	E	S				A	N	E						

Puzzle # 76
ASSORTED WORDS 76

		F	S	R	O	T	A	M	I	T	S	E	P	
		L	D	E	T	P	U	R	S	I	D		E	
		U	R	E	I	P	D	U	B	E	S	O	R	
G		K		O	K	T	S	E	I	H	S	U	M	I
	N	E			A	O	S	Y				M	E	N
L	A	I			P	C	R	U	C			A	A	T
	I	D	D	R	P		H	T	R	H		N	T	E
		P	M	N	E	E	Y	E	S	C	E	I	E	R
		R	I	A	F	R	L	S	K			A	D	V
W	N			E	R	T	F	U	I		C	C		I
	O	O			A	A	S	U	T	P		A		E
		R	S		N	D	T	E	B	S	M	L	B	W
		D	R	C			I	E		I	U			E
			Y	E				O	R			O	R	E
R	A	L	A	C	S	P				N	F		M	G

Puzzle # 77
ASSORTED WORDS 77

A		D	E	D	N	U	O	R	G	E	R	O	F	
	C	D	E	C	E	P	T	I	V	E	L	Y		
Y		C	I	T	S	I	E	H	T	A				
B	L	U	R	S	I	M	P	A	N	E	L	L	E	D
O		G		E	D	S		S		S	O	U	P	S
O	D	C	N		D	I	O		E			I		
M		E	R	I		I	D	P	N	O	U	N	S	I
S			L	A	G	C	T	Y	M				T	M
		N		L	N	A	O	A	T	O			O	M
			E		I	K	R	L	T	A	C		L	I
			M		K	I	U	L	I	K		A	G	
	D	E	L	E	E	R	S	N	O	E	O		R	R
	G	N	I	R	A	E	D	N	E	C	C	N	I	A
S	P	I	N	E		R			S	N	T	E	T	
S	L	L	A	C	S	I	M	F			S	E	S	E

Puzzle # 78
ASSORTED WORDS 78

			T	P	I	R	T	S	T	U	O			N
G	G	A	M	B	I	T						D		E
	N	N	T	D				M	A	T	I	N	G	
O	D	I	I	S	L	R	E	P	E	L		S		A
V	E	D	T	M	E	O				R	T		T	
E	F		E	I	O	P	C			E	R		I	
R	O		C	L	U	R	P	S		T	U	S	V	
A	R	B	R	E	A	C	H	I	N	G	O	S	C	I
C	E	S	O		E	R	C	H		U	T	U	T	
H	S	E	C		P	I			C	I	R	Y		
I	T	E	U		P	C		H	N	R				
E	S	D	S	G	N	I	Y	R	A	V	I	G	I	
V		E	E	T	A	N	I	D	R	O	N	I	E	
E		D	S	T	N	A	N	N	E	P	G		D	
R	G	N	I	Y	L	P	P	A	S	I	M			

Puzzle # 79
ASSORTED WORDS 79

R	H	Y	D	E	Z	I	T	I	S	N	E	S	E	D
	O	T	L	D				Y					R	
S		T	R	S	E	C	U	D	N	I	L		E	
	N		U	I	U	Z				X		A		
R		E		N	B	O	T				A	M		
E	G		G		D	E	M	I	T	S	I	M		
M	P	N		I		S	R	O	L			A		
O	P	A	I	N	T	E	R	S	N	B			N	
V			R	N	E	N	B	U	C	O	L	I	C	D
E			E	I	M	A				T		S		
R				S	A	E					U	W		
S			C	O	N	T	R	I	V	E	S	A		
P	O	S	H	I	N	G		P	I			R		
F	O	R	E	W	O	R	D		A	E		M		
S	L	E	E	T	I	E	R		C	S		S		

Puzzle # 80
ASSORTED WORDS 80

	E	T	A	I	C	I	F	F	O		H			
		G	N	I	M	A	L	B		U				
	Y	Y		S	C			A		M		Q		
H		O	C		T	H			U	A		U		
A	Y	L	B	A	D	I	O	V	A	L	N		A	S
N		E		M	M	E	M	R		E	I	T	K	M
D			T		O	O	T	E	M	V	Z	A	E	I
S	Y	L	I	A	G	T	L	S		E	E	M	D	D
O				R		P	A	L	N	E				G
M				C			I	E		R				I
E		G	N	I	K	A	E	R	F	D	R	S		N
S	P	A	S	S	E	L	S	X			B			
T			G	N	I	R	E	T	T	A	H	C		
	G	A	L	L	E	O	N	S	L	U	G	G	E	D
		G	N	I	L	I	A	F						

Puzzle # 81
ASSORTED WORDS 81

```
        P R I O R S
H S         M     E K A U Q
  E E T A I T I P O R P
    I   N     C   E       O
    S G B E   O     L     M R
    L S H U I A       L G B E
    O O E   T R R G O R G E U D
    S R   N   S S O         N D U
D H T     N D E T S E V O S C
U E E       A N L I       M M T
E S R F I L L E R A N     E E I
L I A T E V O D M   N G     N O
S R E N N A L P       M       N
  F A S T I D I O U S L Y     S
P H E N O M E N O N S     H
```

Puzzle # 82
ASSORTED WORDS 82

```
        O N C O M I N G         R
      G N I R A D N E L A C S A
E R E L B B I R C S     H U G
X L O U S I N G O       A N A
P R P     Y     Y L     U R M
L E H     M L     L E     V I U
A M Y       I   N     M R I S F
N A S E S S O L A     R N E F
A T I     R   D E M O N I C I
T C C U S U R P E R U     S F N
I H S S E L I T N U     H M
O E   T S E F I R
N S S R E D N E V O R P
S R O T U C E S R E P
Y T I L I B A B O R P M I
```

Puzzle # 83
ASSORTED WORDS 83

```
  Y   D   S H G I E W T U O
S     L   E S A C R I S T A N
I E     L Y V   H     Y A R     T
N I S   S A A A O     U V I U R
D N Y S T E C L R     C E C N U
E C N   E S T I E     C R E W C
C A C     T E A T B A     P O U
I R O       N I I E       S U L
S C P       D A T N H     E N E
I E A       E   I F M T S D N
V R T H U M P E D G O U A     T
E A I Y T I L I N E S L L P
L T N C O L O N I A L S     A A
Y E G       Y L R E T S A E C
S P E A K I N G N I G N I T
```

Puzzle # 84
ASSORTED WORDS 84

```
E A I B I T X S T U N N I N G
          S T I D E R C N R
S C A M R A T   F       E U
D   M O T I O N S F     R B
D E M M U C S     A     V B
Y G P         E         O I
P C N E C O N T I G U O U S M
  R A I N E F A E D     S H E
  Y R D D S E L P R U P G D
    I E N E U       I   A I
    N M A N B       B R C
    G U M C A         B A
D E H C N Y S N E Y S   L L
    F R A T E R N I Z E S
  P R E P P I E S T D D
```

Puzzle # 85
ASSORTED WORDS 85

Puzzle # 86
ASSORTED WORDS 86

Puzzle # 87
ASSORTED WORDS 87

Puzzle # 88
ASSORTED WORDS 88

Puzzle # 89
ASSORTED WORDS 89

```
S . . . V D G T R A M P L E D
P . . P I E N U K E S . .
O R . L . R S D I . . . S
O . O . A . E A N N . . . T
N . U P B C . C G A R . . . A
B . T . A E I B I E R E . . K
I . B . . N L M O S O B V E
L . I . . E I E N I . . . O
L E D U C A B L E L K O . . U G
S E A G O I N G . V O E N T
. . . . S C R A P E P R S
U P H O L D S B U R L I E S T
. R E K A E R B W A L
Y L T N A N G I L A M
. T N E I C I F F U S N I
```

Puzzle # 90
ASSORTED WORDS 90

```
P . . . S . G . Q . . .
A B R A K E M A N S U .
R P . . . . O B I E E
T R C R O O N E R S K R A
I O E P U O R T A T S C O S
C T . . . C . V T S Y I P Y
U R S . R . O E . E G B L S
L A T E . E T A L O S I N A S
A C I . I O . G Y E . V A
T T G G A R D E N E D . O
E S H . D P . I O E . S
S . T . E . . W . S
. S P I R A L S . E A . U
. . . J E L L O R . M
G N I Y D D U R . . S . D
```

Puzzle # 91
ASSORTED WORDS 91

```
. . . H A M B U R G E R S I
S E T A R D Y H . X T . N
. . . P . . . T O E A
S L E E P I L Y . R U N C
C O N F E D E R A C Y O R T C
. H U G E L Y A . V N R E
T C O F F I N S L T . E E E S
F S H T R A E H A . R Y A S
S E I B A B . L T S B T I
N R . B . O . I O E B
G . D L . G . O O D L
I S H T A R W E . N S N E
N . M . D . T . S
E S T N E I R O S I D E
S . R . S D A Y R D
```

Puzzle # 92
ASSORTED WORDS 92

```
. . D E R E B M U N E R
S D . . N E P S A . T
E R E E S S E N I T S A T R
. X E T T H R O A T S . O
D U E S A B A N K I N G L
I E S L T I P . S . L
F Z E T O L O . T . O
F P E I C A I K C . E . P S
U S V S I T R C S D E I R P
S . Y R A F I A A I . O A
E . C E T F O H L P . D N
N . H S N O N C B E I G
E X E C S . I E A . G L
S E I B W E N C R F . A E
S D E M Y H R . S . L S
```

Puzzle # 93
ASSORTED WORDS 93

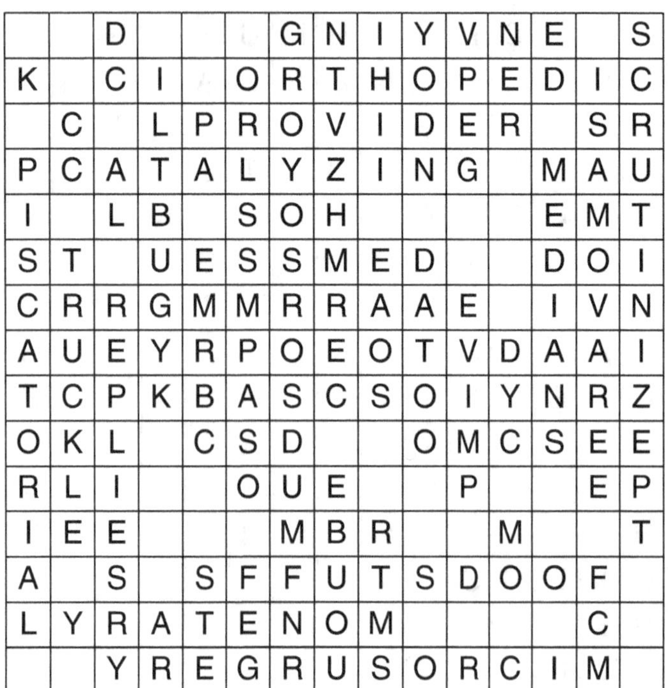

H				S	P	O	I	L	S	P	O	R	T
O	P					S	L	U	M	M	E	D	
M	O			D			O	K	G	N	I	G	
O	U	M	E	R	C	E	R	I	Z	I	N	G	
G	R		G	N	I	H	C	N	U	A	L		
E	I	A	T	T	R	A	C	T	I	V	E	L	Y
H	N	N	T	S	E	I	B	B	U	R	H	S	
E	G	D	E	O	D	O	R	I	Z	E	R	S	
I	M		S	E	V	E	E	P	S	U	B	E	Z
T	K	M			E	X	P	L	O	D	I	N	G
Y		R	E	E	M	B	A	L	M	I	N	G	
		O	D	I	A	G	N	O	S	T	I	C	
S	I	N	E	W	S	O	D	O	M	Y			
			S	E	N	I	T	L	A	S			
		Y	C	A	R	C	O	E	H	T			

Puzzle # 94
ASSORTED WORDS 94

M	N	O	I	T	A	L	U	S	P	A	C	N	E
A	E			R	E	B	U	F	F	I	N	G	
R	Z	G	P	A	P	E	R	G	I	R	L		
Q	G		I	N	R	M	E	L	A	N	G	E	
U	N		R	I	E	Q	U	I	N	O	X	E	S
E	R		I	Y	A	T	Z			D			
E		E	H	H	D	L	A	I			I		
S	W		T	I	S	D	G	E	N	S	M	A	E	B
S	I			T	P	A	A	R	N	O			S
	T			A	P	W	P	U	I	I			
Y	T	L	A	N	E	P	O	N		B	L		
	I	S	R	E	T	E	K	C	I	R	C	E	
	L			S	A	V	O	R		A		D	
	Y		H	Y	D	R	O	T	H	E	R	A	P	Y
I	N	T	R	A	N	S	I	G	E	N	T	B	

Puzzle # 95
ASSORTED WORDS 95

		D			G	N	I	Y	V	N	E		S
K		C	I		O	R	T	H	O	P	E	D	I	C
	C		L	P	R	O	V	I	D	E	R		S	R
P	C	A	T	A	L	Y	Z	I	N	G		M	A	U
I		L	B		S	O	H				E	M	T
S	T		U	E	S	S	M	E	D		D	O	I
C	R	R	G	M	M	R	R	A	A	E		I	V	N
A	U	E	Y	R	P	O	E	O	T	V	D	A	A	I
T	C	P	K	B	A	S	C	S	O	I	Y	N	R	Z
O	K	L		C	S	D			O	M	C	S	E	E
R	L	I		O	U	E		P			E	P
I	E	E		M	B	R		M		T
A		S		S	F	F	U	T	S	D	O	O	F
L	Y	R	A	T	E	N	O	M			C
	Y	R	E	G	R	U	S	O	R	C	I	M

Puzzle # 96
ASSORTED WORDS 96

	S	E	I	R	E	F	I	W	D	I	M		
H		R	E	T	E	M	O	R	D	Y	H		F
	I		E	G				E	T	C	H	E	R
		K		V	N	S	T	R	A	N	G	L	E
S	C	I	T	S	A	I	S	E	L	C	C	E	E
	T	O	N	A	T	R	D				Z
	E	S	N	G	D	N	G	D		E
L	M	E	T	H	J	I	N	E		S
A	P	T	O	S	O	R	E	B		T
V	U	N	U	I	U	P	M	R
I	D	R	A	F	T	E	E	R	N	R	T	E	A
S	A	D	E	L	I	R	N	N	O	T
H	S	E	L	C	I	T	N	A	C	A	E	O	I
	I	M	A	G	I	N	A	R	Y	N	L	D	F
	T	N	E	M	E	S	I	T	S	A	H	C	Y

Puzzle # 97
ASSORTED WORDS 97

	E			D	I	S	T	I	L	L	A	T	E	S
	F					Y	D	O	U	C	H	E	S	
	F	N				L	R	E	R	E	B	O	S	
	I		O	D	A	W	D	L	E	S				
	C		I	E		G	Y	A	U					
	I	D		T	K	F	E	T	G	Q				
E	E		E		N	A	C	R	N	T	E	C		
G	N	I	G	D	E	A	N	A	O	E	I	L	A	
C	D			N	B	M	M	U	S	T	R		L	
Y		E			E	O	R	A	O	T	I	G		
			D		R	C	A	E	D	V	I	C		
S	E	M	A	H	S	R		S	T	D		I	N	S
G	N	I	L	K	C	A	H	S	A	M	L		B	G
	S	E	S	U	N	I	M			A	A			
	F	A	N	A	T	I	C	I	S	M	N			

Puzzle # 98
ASSORTED WORDS 98

			G	S	S	E	N	I	K	R	E	P	F	
E		C	N	E			B	S				A		
	L		O	I	I			O		G		R		
		I		N	L	T		R			O	M		
			T		T	T	R	N				L		
			R	D	S	E	T	E	L	H	T	A	F	
C	O	T	Y	L	E	D	O	N	A	B			N	
N				S	F			T	R	I		D	C	
D	E	U	N	I	T	N	O	C	S	I	D	L		O
W		R			I	R	E	I	N	R	O	H	T	M
O			V		N	S		W				U		M
O				E		I		P		I			S	O
L				D	E	T	C	E	P	S	N	I		N
I				S					E		P			S
E		E	A	L	U	B	E	N			P		Y	

Puzzle # 99
ASSORTED WORDS 99

H	S			S	E	R			V					
	T	U			E	N	O	L		O				
G		I	B			I	O	L	U		I			
C	N		M	V			T	Y	E	F		C		
R	A	I		S	E		C	I	R	S	L		E	
A	P		D		K	R	A	O	S	E	N	L		D
F	P			R		C	T		W	S	V	U	I	
T	E	N	O	R	A	B	A	E		I	E	E	O	W
S	A				L	L	L	D	F	N	C		C	
M	R	P	R	O	C	E	E	D	B	A		G	E	
E	S					P			I				N	
N				D	E	T	C	E	R	R	O	C		
P	U	N	C	T	U	R	I	N	G	E				
O	P	E	R	A	T	I	C	S		R				
	O	D	A	C	I	N	U	M	M	O	C	N	I	

Puzzle # 100
ASSORTED WORDS 100

	E	S	N	O	I	T	A	T	O	L	F			
F	X			L	E	A	T	H	E	R	N	E	C	K
U	T				C	U	S	T	O	M	E	R	S	
N	R	C		D	E	L	E	W	O	D				M
K	A		A	B	R	A	I	N	Y	U	L		E	A
I	M	S	D	T		M		E		T		C	N	R
E	A		T	E	A	P			S	D			F	G
S	R	L		S	D	L			R	O			R	A
T	I	I			I	I	O		I	E	O		A	R
	T	C				T	L	G	S	S		H	N	I
	A	E				U	R	S	E	M	I	H	C	T
	L	N			D		A	S	R			H	A	
		S	C	A	R	E	T	S					I	S
		E			H	O	N	E	Y	D	E	W	S	
		S					G	N	I	T	F	E	H	

Puzzle # 101
ASSORTED WORDS 101

	T	S	E	F	I	R	A	N	O	T	H	E	R
	M		R		S	Y	E	K	O	P		I	L
C	A	D	R	E	S	L	D	E	O	E	D	I	V	U
	R		S	D	S		A					A	M
	A		E	E	I		C				L	I
S	T	C	E	N	T	R	A	L	I	Z	E	S	R	N
O	H		N		A	I	R		N			Y	E
A	O			I		T	P	P		O			S
K	N			F		U	M	P		C		C
I	T	Y	P	H	O	O	N	S	M	U	A		E
N		H	Y	P	O	C	H	O	N	D	R	I	A	N
G	N	I	L	F	I	R	E	A	C	H	E	S		T
S				S	C	R	E	W	B	A	L	L	S
			S	N	O	I	T	A	I	T	I	N	I
	L	A	T	I	B	R	A	B	O	N	E	H	P

Puzzle # 102
ASSORTED WORDS 102

			B		P	R	O	M	I	S	E	D		
			L			L	H					
	I	G	O			S		A	O				F
N	K	N	U	P	S	S		Y	S		R
D	D	I		K	G	E		O	P	U
U	E	T	N	D	A	N	N		U	I
C		C	H	E	E	R	I	E	S	T	C	R
T	D			I	T	T	A	W	R	S		E
S	T	C	E	R	E	N	T	O	T	O	O		C
			Y		P	N	A	S	S	L	S	K
E	V	I	T	A	X	A	L	O	I	B	O		P	O
T	U	O	E	K	A	T	B		L	N		E		N
S	R	E	K	A	R	K	C	U	M	I	G		R	S
				P	S	Y	C	H	O	T	I	C
	L	I	M	E	L	I	G	H	T	I	N	G

Puzzle # 103
ASSORTED WORDS 103

	P	R	O	B	A	B	I	L	I	S	T	I	C
		D			L	A	U	G	H	S			I
			E		E		D	Z			S	M
	D			T	G	N	N	E	Z		M	P
D		E	F	C	A	N	T	U	P	E		U	R
S	A		R	A	E	N	I	I	Z	O	R		D	O
L	O	E		U	X	R	I	R	C	Z	O	S	G	V
O	U	U	H	S	T	I	V	S	O	I	L	C	E	I
P	T		N	E	S	C	N	I	S	M	N	E	S	S
P	S			D	B	E	A	G	X	A	R	G	D	I
I	H			I		L	F	E	E	S	A		N
N	I			D		R	U	V	S	S		G
E	N	V	E	X	I	N	G		A	N	A		A
S	E	M	A	N	D	A	R	I	N	E	A	E
S	G	N	I	T	O	O	H			F	M	L

Puzzle # 104
ASSORTED WORDS 104

	S	N	O	I	T	C	A	R	F	N	I		
	E	Z	I	N	A	M	U	H	E	D		
S			D	E	R	E	W	O	L	F		S
M	P	S	S	E	N	S	U	O	I	B	U	D	T
E	A	I	S	P	O	T	K	S	E	D		E
T	M	K			A			N			M
E		A	Y		R	C	W		I		M
O	S	S	E	N	L	U	F	E	R	A	C	P		E
R			U			L	A	L		U	D
C	O	R	N	M	E	A	L	R	L	M	T		L
R	I	G	H	T	I	N	G	E	U	E	U
	S	P	E	W	E	D	S		K	F	D	O
D	E	M	O	R	A	L	I	Z	I	N	G	N	W
D	E	T	T	O	R	T	X	O	F	S		A	A
	S	N	O	I	T	A	V	O			H

Puzzle # 105
ASSORTED WORDS 105

```
    L A N O I S N E T X E
            C O M P E T I T O R S
A S       E X T R A D I T I N G
  R N O S R E P R I A H C T
H A R O   R       F I B B E R S
O I   A I   E D             O R
M L G N I T T I F E B       L E
O R A     G C R D     M     L P
G O   I     N N E R   M   E O
E A W   H   G M U S A   U D R
N D H     C   O E J S B   H T
I I E       N   O N N A M   E
Z N E         O   D T I P O R
E G Z C A P T U R E S S       B
D   Y   D E L L A B K C A L B
```

Puzzle # 106
ASSORTED WORDS 106

```
S N O I T C E R R U S N I
I N T E R N E E L P M A R T
  R R N S E A M A N S H I P
  E E E E   G N I C I L P S
  S Y   T M S L A S S A V M
C E G N I L T N U R G S I D
M U L V S K R A E           N S
E E I   I A O W E R       U U
C R N     T M O T C O     E B
H S E J   I C P L S N I   N M
A   R   E   M E L R O O D D E
N         E   A N E E H C S R
I         P   G N R V G     S
S A S S A I L S   E O S O   E
M             H A N D C A R D
```

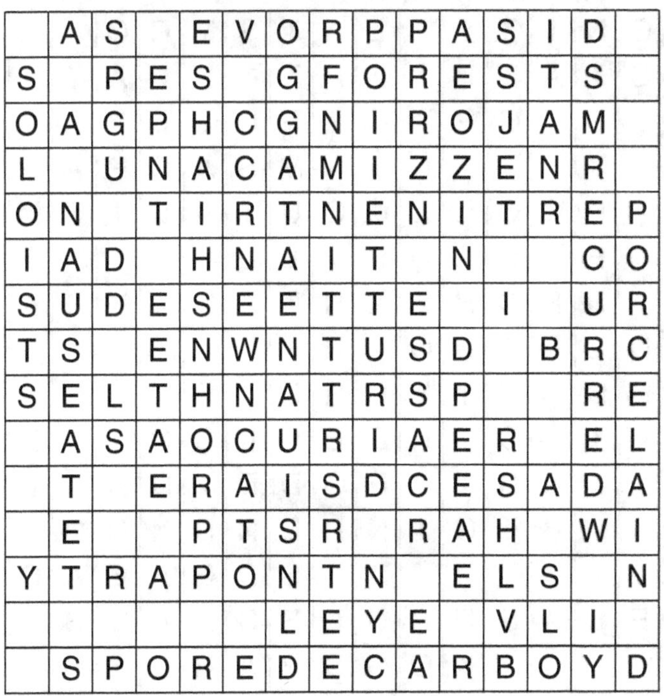

Puzzle # 107
ASSORTED WORDS 107

```
  A S   E V O R P P A S I D
S   P E S   G F O R E S T S
O A G P H C G N I R O J A M
L U N A C A M I Z Z E N R
O N   T I R T N E N I T R E P
I A D   H N A I T   N     C O
S U D E S E E T T E   I   U R
T S   E N W N T U S D   B R C
S E L T H N A T R S P     R E
  A S A O C U R I A E R   E L
  T   E R A I S D C E S A D A
  E     P T S R   R A H   W I
Y T R A P O N T N   E L S   N
          L E Y E   V L I
  S P O R E D E C A R B O Y D
```

Puzzle # 108
ASSORTED WORDS 108

```
        T A D P O L E
            Y E S L A C O V
K C A B T E W F S L U A H
Y T I L I B A N I U     H R
    S L A V I V E R O   O E
M A S T H E A D S   T R   L D
  F R I C A S S E E I N G I E
T I   L U P U S   L     E N P
H P N S S E N N E D D U S G L
E O   B T W I N E S   R     O
A E   O   Y L I R G N U H Y
T S S T N A R T S I G E R C M
R I   S L E R E K C A M     E
E E         D           N
S S E N I L I O         T
```

Puzzle # 109
ASSORTED WORDS 109

				S			M	I	N	A	T	O	R	Y
E		S	B	E	W	B	O	C						
I	C	R			H		S	D	R	O	W	S		
R	L	N		E	G		C				E			
D	E	L	A		C	N		N				F		
E	R	D	E	L	P	H	I	N	I	U	M	F		
N	E	S	B	G	A	T	E	T	O	F			U	
T	G		Y	R	I	B	H	C	A	C	L			C
I	I	N		A	E	B	R	G	K	N	O	L		
S	C	P	I		W	A	L	E	I	I	I	C	U	
T	I	E		T		L	S	Y	V	R	N	M	O	B
R	D	R			F		A	T		O		G	A	R
Y	E	K				A	K	C	I	R	E	M	I	L
	S	S	E	T	U	S	R	I	H					
				I	N	D	I	C	T	M	E	N	T	S

Puzzle # 110
ASSORTED WORDS 110

S	S	E	N	S	U	O	I	C	A	D	U	A		
H	U	R	S	R	E	U	N	I	T	I	N	G	F	
O		O	E	T		G	O	R	F	P	A	E	L	
R		B	E	D	S	A	T	I	N	S			A	D
T	S	A	O	G	R	E	Y				H		T	E
E	T	C		O	A	O	I	L		J	E		F	F
N	R	T			N	T	B	R	T	U	A		I	I
I	I	I				D	N		P	R	L		S	C
N	P	V					O	A		O	E		H	I
G	E	E	Y	C	N	A	H	C	V	R	R	V		E
	P	O	S	T	D	A	T	E	K	D	S		O	N
	L	A	T	N	E	C	A	L	P	S	A			C
				L	A	W	R	E	N	C	I	U	M	I
	M	U	I	S	E	N	G	A	M					E
	S	D	E	B	T	O	H							S

Puzzle # 111
ASSORTED WORDS 111

	R	S		G			S			S				
	G	E	A	T	N	D	E	T	A	L	I	T	U	M
		N	K	R	S	I			A			G		
	S	T	I	N	R	E	S	F	S	M			H	
D		E	C	P	I	U	N	U	F	P	H			T
	E	E	Z	A	M	H	B	E	L	O	M	T		S
S		L	N	I	R	A	T	A	T	L	N	A	A	U
	E		B	C	N	T	R	E	K	F	A	R	W	B
		C		R	I	O	E	C	E	O	O	C	U	S
			I	R	A	R	M	R		R	O			T
				B	E	W	C	R			F	K		R
C	A	R	O	T	I	D	S	L	E					A
					A	D	D	R	E	S	S	E	S	T
	C	A	E	S	A	R	E	A	N					E
G	I	W	I	R	E	P			B					

Puzzle # 112
ASSORTED WORDS 112

G	N	I	Z	I	L	L	A	T	S	Y	R	C			
S	T	A	E	R	T	E	R	T	N	E	L	A	T		
	E		G	R	A	C	E	F	U	L	L	E	R		
	M						N		M	S	A	C	R	A	S
	P	C	O	L	L	O	Q	U	I	A	L	I	S	M	M
	E	S	P	A	D	R	I	L	L	E	S				T
	R	F	C	H	E	A	R	T	B	R	O	K	E	A	A
D	E	F	A	H	C		H		P						S
H	D		T	T	E	R	R	E		E					S
	I		C		H	D	E	E	L	S	C				E
		K	H			E	G	D	D	I	D	N			L
		B	E	G	I	N	R	E	N	R	X	N	O	S	S
		R	D				S	D	E	A	E	A	C		C
F	L	A	S	H	B	U	L	B	S			L	O	S	H
				K	O	O	B	P	A	R	C	S	H		

Puzzle # 113
ASSORTED WORDS 113

Puzzle # 114
ASSORTED WORDS 114

Puzzle # 115
ASSORTED WORDS 115

Puzzle # 116
ASSORTED WORDS 116

Puzzle # 117
ASSORTED WORDS 117

Puzzle # 118
ASSORTED WORDS 118

Puzzle # 119
ASSORTED WORDS 119

Puzzle # 120
ASSORTED WORDS 120

Puzzle # 121
ASSORTED WORDS 121

```
I N C O R R U P T I B L E
M G N I D I L S K C A B
P   F M I M E O G R A P H S
O   U   M A R G I N A L
R U D   C R     F     P
T N S E V O R P P A S I D E
U W     I S N O   B   M   R
N O O K S S T F W L   L S
A U     W E E I E     E
T N N E K C I H T R D   V H
E D   H   T P R M   E
N E S R A O C   H O A S   R
    T O P A E T E R U   I
B R O O M S T I C K R P Q N
  S E T T E R O J A M   G
```

Puzzle # 122
ASSORTED WORDS 122

```
E L E G I E S       D V
S A N S N P O R T L Y I E M
  E D O M I       S T A
H   N U I I R     P O L
S A S   I C T A A   L E E
T M P S   L A C L E   A D D
N G P E D E R A C L   Y G I
A E A E N E D R R E C A L C
S   R M R N T H I A T R B O T
D E N O I H S U C U B X L W I
  I S U R P T O U G   E W O
  H Y S R A A V O   O N
F F I N S A E E I N E D   R S
B A B B L E R S M D C D   M
R E T T I L S B     E   S
```

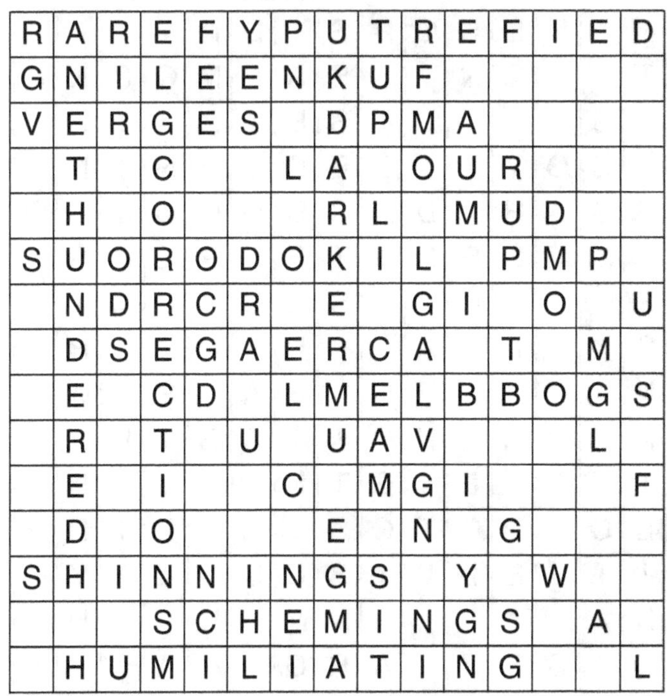

Puzzle # 123
ASSORTED WORDS 123

```
R A R E F Y P U T R E F I E D
G N I L E E N K U F
V E R G E S   D P M A
  T C     L A   O U R
  H O     R L   M U D
S U O R O D O K I L   P M P
  N D R C R   E   G I   O   U
  D S E G A E R C A   T   M
  E C D   L M E L B B O G S
  R T U   U A V       L
  E I   C   M G I       F
  D O     E   N G
S H I N N I N G S   Y   W
    S C H E M I N G S   A
H U M I L I A T I N G     L
```

Puzzle # 124
ASSORTED WORDS 124

```
C         S P U R R I H C
    O       W P A S T O R A L
D   M   G N I O D R E V O
    E   M D F U P R O F F E R S
C   G S A E E E   R       P G
A C R G K N T S I   U   F L R
P S A E U O D T T L   F A A I
T E Y N Z B O E O O I   C N M
I C S F O I R B L S O M E T A
V U E   I N M E K V E N T A C
A R D     R S O T N I B I I I
T E A     O   T T A N N N
I S N     L   A I B G S G
N T   T E E I N G     J
G D E L L E W O B M E S I D
```

Puzzle # 125
ASSORTED WORDS 125

		I	N	T	E	N	S	I	V	E	L	Y		
	S		P	R	O	F	U	S	I	O	N			
S		C	B			F			R	E	A	D	E	R
	D	E	C	A	M	P	I	E	R	E	K	N	A	L
	S	N			Z	B	G	N	I	T	E	E	L	S
	T	E			L	O	O		C					M
P		S	A	P	S	A	O	T		H			C	I
E	E	E	L	R	P	K	T	K	H		E		O	S
	G	D	I	A	C	A	C	I	A	E		S	M	C
		D	I	Z	I	H		U	B	S	R		M	A
		O	G	O	D	Y			M	R		E	O	R
			L	R	O				H	O			D	R
D	I	V	E	R	S	E	L	Y			C		E	I
					I	E	F					S	S	E
S	T	I	P	P	L	E	D	D						S

Puzzle # 126
ASSORTED WORDS 126

L	W	A	I	S	T	E	D	L	A	B	E	I	P	
M	I	G	Y	R	E	G	G	U	D	L	U	K	S	R
E	Q	C	N					P	A	U	S	E	S	E
T	U	D	E	I				C	A	N	D	O	R	V
A	O	R	I	N	N	O		D		D				E
S	T	A		S	T	I	P	T	E	E				R
T	I	W		L	C	I	A	A	O	R				B
A	E	L			I		O	A	R	Q	B	O		E
S	N	E		P			L	T	T	U	R	D		R
I	T	D		S				O	E	S	I	U	A	A
Z	S	L	L	A	T	S			R	S	N	N	T	T
I				G	L	I	M	P	S	E	D	O	G	E
N						C	O	M	E	S	D		C	S
G	C	O	R	R	U	G	A	T	I	O	N			
		Y	L	S	U	O	U	C	O	N	N	I		

Puzzle # 127
ASSORTED WORDS 127

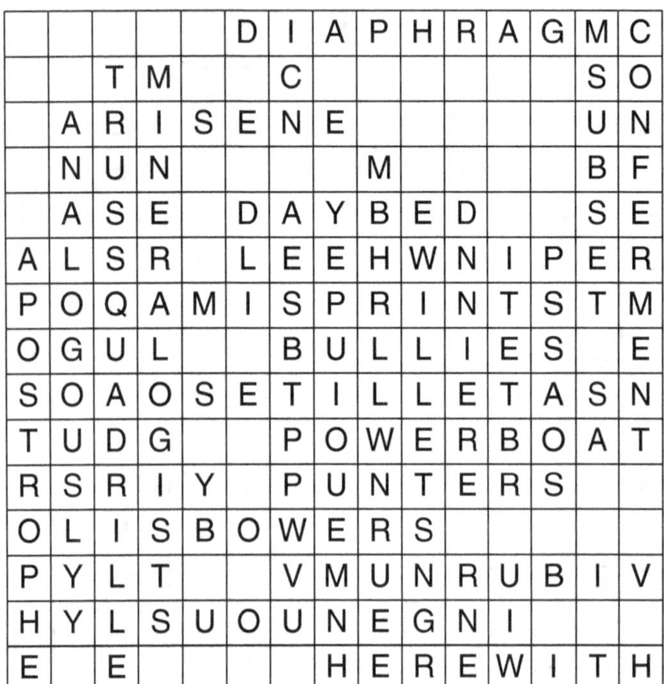

					D	I	A	P	H	R	A	G	M	C
		T	M			C							S	O
	A	R	I	S	E	N	E						U	N
	N	U	N				M						B	F
	A	S	E		D	A	Y	B	E	D			S	E
A	L	S	R		L	E	E	H	W	N	I	P	E	R
P	O	Q	A	M	I	S	P	R	I	N	T	S	T	M
O	G	U	L			B	U	L	L	I	E	S		E
S	O	A	O	S	E	T	I	L	L	E	T	A	S	N
T	U	D	G			P	O	W	E	R	B	O	A	T
R	S	R	I	Y		P	U	N	T	E	R	S		
O	L	I	S	B	O	W	E	R	S					
P	Y	L	T			V	M	U	N	R	U	B	I	V
H	Y	L	S	U	O	U	N	E	G	N	I			
E		E				H	E	R	E	W	I	T	H	

Puzzle # 128
ASSORTED WORDS 128

		D	E	S	O	P	S	I	D	N	I			
T			G	N	I	S	S	A	P	M	O	C	N	E
	S					T	S	E	I	Z	Z	I	R	F
	B	O	Y	T	I	L	E	D	I	F	N	I	N	
S	S	E	H		D		S	D	H	O	O	D	O	O
	M	M	G	G	N	I	T	E	L	P	E	D	R	
E		I	U	G			S	L	O		D		T	
S	X		L	I	A			P		C	I		H	
N		C		I	R	R		H	A		S		W	
A			R		N	O	I	I	F	R	T	E	A	
I				E		G	T	N			I	I		R
L	C	I	P	O	T	O	S	I	G		L	T	D	F
I	T	R	E	L	L	I	S	U	D		L	T	Y	
N						N	M		U				H	
G		S	E	Z	Z	A	R	G				A		Y

Puzzle # 129
ASSORTED WORDS 129

```
    E X P A T R I A T E
T S E R U M E D E N G I S E D
  S L E E V E L E S S
  L E T H A R G I C A L L Y
R O T A C I L P U D     G
T N E M I D O B M E M E A N T
  D E L I V E R E R   N T
R E T A T S N E E D I N G R
        L A U N D E R S A
Y T I L A U T I R I P S T S S
    T N E M L L O R N E H E
  G N I K C U H S     R I X
F R A W D E V I A N T   S E P
    G N I N O I T P A C S O
S H U T T L E C O C K E D T T
```

Puzzle # 130
ASSORTED WORDS 130

```
D         K I C K Y U     H
  E   D I V I N I T Y P     A
  N T D E S P A I R S L     R
  B E N D S T S U G S I D G V
E   T A G S F       F   A E
D X   A V N O O     T   W S
E C   E I I B E     E   K T
    T I S S B L L M T D   I E
    A S G R   L L I A R E D
    T I O E   A E L L R
    S N L U   G M C
E H T E E T A G A Q     M
S C A L P   V   T N     U
  S R E U C S E R A O       P
  O V E R S P E N D S C C
```

Puzzle # 131
ASSORTED WORDS 131

```
    H Y D R O S P H E R E
    R S E L G N I M M O C
M     E S I W K C O L C
A I R E H T H P I D N     R
T     C   T       O   E
C     G I     I     L D
H F C A N N I B A L     L I
B U     C I P R O B L E M S
O R   L H O H S T O P A E T
X R     I O   C S G     R
D I S O W N S   K I N     I
  E     A E K   N N I   C
  R       U N   E I D   T
S P L A S H E D P I   Y F I
  E Z I L A R O M R   S S
```

Puzzle # 132
ASSORTED WORDS 132

```
N U T M E A T S F W I S E L Y
  B S E I T I L I B A N I
C O U N T E R F E I T
  G   S     D E L D D U M     S
G N   I A     D     U   T T
S N   I   N B   S     O O A
Q I S T N E S Y       R M
  U T E A O S O L     S P
    I I L E I S R I     I E
    S S P R T W B K     O D
S T A H W H O P U A O   C N
  T H E S E P A A T M   U
    D A N D E R L I E   L
E V I T N E C N I D G   G N
L I C E N T I O U S L Y   A
```

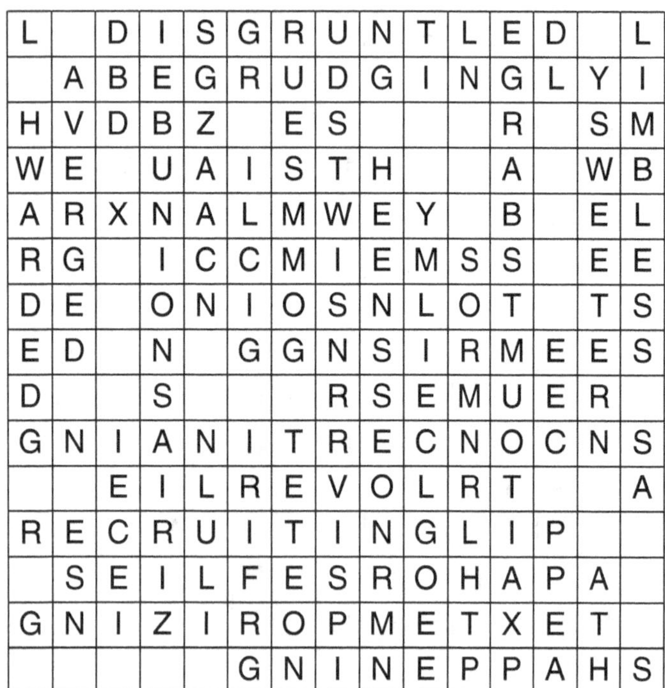

Puzzle # 133
ASSORTED WORDS 133

Puzzle # 134
ASSORTED WORDS 134

Puzzle # 135
ASSORTED WORDS 135

Puzzle # 136
ASSORTED WORDS 136

Puzzle # 137
ASSORTED WORDS 137

Y					G	R		T	R	U	D	G	E	D
Q	S				N	A	F	F	I	R	M	E	D	
U		S	D			I	L			X				
A		A	E	G	M		R	L			I			
R		L	O	R	T	N	O	C	E	Y		L		
R			B	E	I	R	U	V				E		
E				L	Y	T	T	A						
L	U	X	U	R	I	A	T	E	A	G	L	L		
S	A	N	D	B	A	G			D	S	A	A	A	
O	E	S	T	E	E	P	E	R			S	G	S	P
M		S	T	H	G	I	L	T	O	O	F	E	E	S
E		U		O		U	N	C	L	E	D	R		
M	A	Y	P	O	L	E	R		M					
V	O	W	E	D	H			E		S				
	T	S	E	I	M	A	E	S						

Puzzle # 138
ASSORTED WORDS 138

R	A	D	J	O	I	N	I	N	G				W	
O	D	E	X	T	E	R	O	U	S			H	R	
T	M	T		M	U	S	K	I	N	E	S	S	E	E
T	I		H		G	N	I	L	G	N	I	J	E	P
E	S	N	E	G	L	U	F	T	S	E	R	R	Z	U
N	S	E	A	T	I	V	R	O	B	R	A	E	E	D
S	I		L	B	A	S			G		S	M	I	
P	B		U	O	M	E			I		T	I	A	
U	I		P	B	K	Y		Z		F	M	T		
D	L	D	A	T	U	M	S	C	E	E		U	I	I
D	I	S	S	O	C	I	A	T	E	S		L	C	O
L	T		E	N	I	C	R	O	P	H		L	R	N
E	Y	L	T	N	A	L	I	B	U	J	C	Y	Y	S
			S	T	N	A	T	L	U	S	N	O	C	
S	G	N	O	R	A	S	G	N	I	D	N	I	B	

Puzzle # 139
ASSORTED WORDS 139

	M	S	I	R	A	I	G	A	L	P					
		L	O	U	D	N	E	S	S			J	N		
N	O	T	I	O	N	A	L					A	O	S	
D	E	N	I	A	D	S	I	D			B	M	N	I	
S	E	T	A	R	U	G	U	A	N	I	A	M	E	N	
	L	E	X	A	G	G	E	R	A	T	I	N	G		
	Y	L	L	U	O	F			D	T	N	T	E		
	L	L	A	Y	R	R	A	C	I	L	G	I	R		
	D	R	U	B	B	I	N	G		C	E	S	T		
C	L	I	P	P	I	N	G	S		K	M	N	I		
G	A	S	T	R	O	N	O	M	Y	I	E	A	E		
		S	E	S	U	F	N	I	E	N	R	S			
F	A	I	N	E	R			N	S	T	L	O	B		
	T	S	E	D	N	U	O	R		A	S	E			
S	R	E	T	S	N	U	P			C	D				

Puzzle # 140
ASSORTED WORDS 140

		A		D	C	A	L	I	B	E	R			
	T	U	G	N		S		R	E	G	D	E	L	
O		I	D	T	O	I	D	H	D	E	P	P	A	P
R		P	E		O	F	R	E	T				A	
G	M	T	L	H	F	M	E	A	D	R			R	
I	I	O	I	A		L	A	B	M	A	A		R	
A	D	P	B	Y		S	A	T		A	H	Y	I	
S	W		E	S		E	S		I		T	S	C	
T	I	Y	R	T	S	I	M	E	H	C	O	I	B	I
I	V		A	A			U	S	B	A			D	
C	I		T	C			I	E	U	L			E	
	N		E	K				C	R	L	L	S		
	G		D	I	C	E	C	A	P	S	L	O	B	Y
		T	S	E	F	I	N	A	M		A	F		
	Y	L	B	A	R	A	P	M	O	C	N	I	C	

Puzzle # 141
ASSORTED WORDS 141

P		G				S	U	O	I	V	I	L	B	O
E		E	N	I	L	D	R	A	H				W	R
R	T		R	I							H	O	E	
P		E		O	T	G	N	I	I	B	I	L	A	P
E	R	P	R		T	A				T	F	T	R	
T	E	E	S	A	B	A	L			C	I	H	O	
U	P	D	S	F	C		N	O			H	S	L	S
A	T	D		U	R	H		I	P		E	H	E	T
T	I	L		B	T	A	I		M	A	D		S	I
I	L	E		U		A	C	C		O	R		S	T
N	E	D		L			I	T	K	Y	N	T		U
G	S		G				H	U	P	K	E	X	T	
D	O	O	H	I	L	E	V	I	L	R	E	O	D	E
		S	G	N	I	T	I	B			E	A	O	S
			G	R	A	V	I	O	L	I	S	S	H	

Puzzle # 142
ASSORTED WORDS 142

D					M	A	R	Q	U	E	S	S	J
D	E	G	A	M	A	D	E	Z	I	T	U	P	E	D
	E	T	A	R	E	D	I	S	N	O	C		L	I
	R	E	T	I	L							L	S
	S	D	R	A	G	E	R	S	I	D		I	A
F			P	B	V	O	C	A	T	I	V	E	G
L	B			I	M	E	X	A	L	T		S	R
I	S	E	R	I	A	N	O	I	L	L	I	B		E
R	A	V	T			I	C				O		E
T		T	E	L			O				R	D
E	S	G	O	L	A	N	A	N				B
D		M	E	H								
		I	D	P	A	L	R	U	B			
			C		S							
E	L	A	S	T	I	C	H	A	F	I	N	G

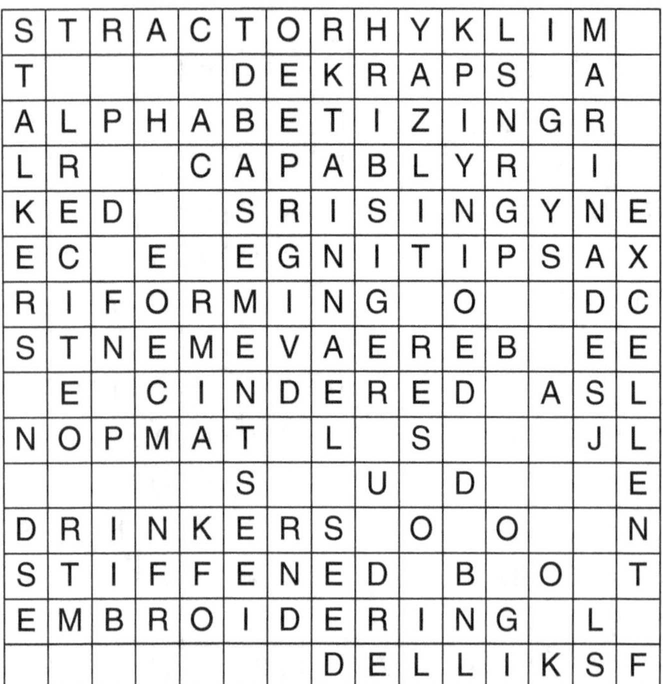

Puzzle # 143
ASSORTED WORDS 143

S	T	R	A	C	T	O	R	H	Y	K	L	I	M
T				D	E	K	R	A	P	S		A
A	L	P	H	A	B	E	T	I	Z	I	N	G	R
L	R		C	A	P	A	B	L	Y	R		I
K	E	D		S	R	I	S	I	N	G	Y	N	E
E	C		E		E	G	N	I	T	I	P	S	A	X
R	I	F	O	R	M	I	N	G		O		D	C
S	T	N	E	M	E	V	A	E	R	E	B		E	E
	E		C	I	N	D	E	R	E	D		A	S	L
N	O	P	M	A	T		L		S			J	L
			S		U		D				E
D	R	I	N	K	E	R	S		O		O		N
S	T	I	F	F	E	N	E	D		B		O	T
E	M	B	R	O	I	D	E	R	I	N	G		L
				D	E	L	L	I	K	S	F

Puzzle # 144
ASSORTED WORDS 144

G	N	I	V	A	T	S	G	N	I	D	N	U	O	S
D	R	I	B	G	N	I	M	M	U	H			R
S	I	N	S	T	R	U	C	T	I	O	N	S	I
	C	S		S	S	E	N	L	U	F	R	A	E	F
G	O	I	M		D	R	E	E	T	S		N	G
	N		T	E	G	R	E	L	T	S	O	H	T	L
O	V	I		R	M	N	A	H	R			A	U
V	I		K		A	B	I	Z	C	A		L	T
E	N	L		C		H	E	N	Z	T	S		S	T
R	C	U			U		T	R	I	U	A	P		O
S	E	P			D		A	M	O	B	W	Y	N
L	R	I	G	I	D	I	T	Y	C	E	J		O
E		N	T	S	E	I	K	N	U	J	N	N		U
P		E	L	E	C	T	R	O	P	L	A	T	E	S
T	O	N	K	P	O	T		X	A	L	E	R

Puzzle # 145
ASSORTED WORDS 145

Puzzle # 146
ASSORTED WORDS 146

Puzzle # 147
ASSORTED WORDS 147

Puzzle # 148
ASSORTED WORDS 148

Puzzle # 149
ASSORTED WORDS 149

Puzzle # 150
ASSORTED WORDS 150

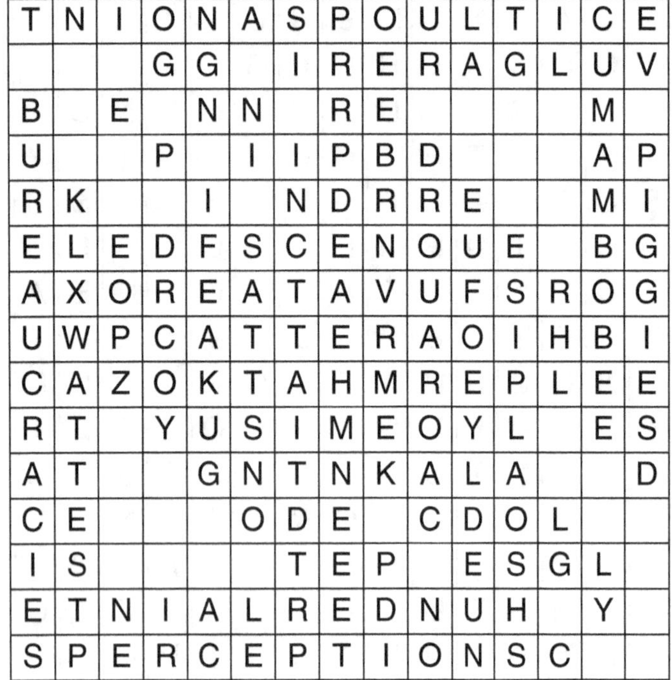